Gianluca Crepaldi
Containing

Viele Begriffe, die wir aus der Psychoanalyse kennen, blicken auf eine lange Geschichte zurück und waren zum Teil schon vor Freuds Zeit ein Thema. Einige Begriffe haben längst den Weg aus der Fachwelt hinaus in die Umgangssprache gefunden. Alle diese Begriffe stellen heute nicht nur für die Psychoanalyse, sondern auch für andere Therapieschulen zentrale Bezugspunkte dar.

Die Reihe »Analyse der Psyche und Psychotherapie« greift grundlegende Konzepte und Begrifflichkeiten der Psychoanalyse auf und thematisiert deren jeweilige Bedeutung für und ihre Verwendung in der Therapie. Jeder Band vermittelt in knapper und kompetenter Form das Basiswissen zu einem zentralen Gegenstand, indem seine historische Entwicklung nachgezeichnet und er auf dem neuesten Stand der wissenschaftlichen Diskussion erläutert wird.

Alle Autorinnen und Autoren sind ausgewiesene Fachleute auf ihrem Gebiet und können aus ihren langjährigen Erfahrungen in Klinik, Forschung und Lehre schöpfen. Die Reihe richtet sich in erster Linie an Psychotherapeutinnen und -therapeuten aller Schulen, aber auch an Studierende in Universität und Therapieausbildung.

Bereits erschienen sind:

Band 1 Mathias Hirsch: Trauma. 2011.
Band 2 Günter Gödde, Michael B. Buchholz: Unbewusstes. 2011.
Band 3 Wolfgang Berner: Perversion. 2011.
Band 4 Hans Sohni: Geschwisterdynamik. 2011.
Band 5 Joachim Küchenhoff: Psychose. 2012.
Band 6 Benigna Gerisch: Suizidalität. 2012.
Band 7 Jens L. Tiedemann: Scham. 2013.
Band 8 Ilka Quindeau: Sexualität. 2014.
Band 9 Angelika Ebrecht-Laermann: Angst. 2014.
Band 10 Hans-Dieter König: Affekte. 2014.
Band 11 Bernhard Strauß: Bindung. 2014.
Band 12 Ludwig Janus: Geburt. 2015.
Band 13 Jürgen Grieser: Triangulierung. 2015.
Band 14 Bernd Nissen: Hypochondrie. 2015.
Band 15 Roland Voigtel: Sucht. 2015.
Band 16 Joachim Küchenhoff: Depression. 2017.
Band 17 Diana Pflichthofer: Trennungen. 2017.

Band 18 **Analyse der Psyche und Psychotherapie**

Gianluca Crepaldi

Containing

Psychosozial-Verlag

Bibliografische Information der Deutschen Nationalbibliothek
Die Deutsche Nationalbibliothek verzeichnet diese Publikation in der Deutschen Nationalbibliografie; detaillierte bibliografische Daten sind im Internet über http://dnb.d-nb.de abrufbar.

2. Auflage 2022

E-Mail: info@psychosozial-verlag.de
www.psychosozial-verlag.de

Umschlaggestaltung & Innenlayout nach Entwürfen
von Hanspeter Ludwig, Wetzlar
Satz: metiTec-Software, me-ti GmbH, Berlin
www.me-ti.de
ISBN 978-3-8379-2788-7 (Print)
ISBN 978-3-8379-7409-6 (PDF-E-Book)

Inhalt

»Other people's problems, they overwhelm my mind. They say compassion is a virtue, but I don't have the time.«

David Byrne

Vorwort

> »Meine Sätze erläutern dadurch, dass sie der, welcher mich versteht, am Ende als unsinnig erkennt, wenn er durch sie – auf ihnen – über sie hinausgestiegen ist. (Er muss sozusagen die Leiter wegwerfen, nachdem er auf ihr hinaufgestiegen ist.)«
>
> *Ludwig Wittgenstein (1984, S. 85)*

Lesern[1], denen der Begriff *Containing* aus der Psychoanalyse geläufig ist, könnten bei der Lektüre des vorliegenden Bandes überrascht sein, weil der eigenwillige Sprachduktus seines Erfinders, Wilfred R. Bion, hier wenig Erwähnung findet. Es wäre möglich, dass sich Fachkundige sogar daran stoßen, dass gemeinhin für psychoanalytische Grundbegriffe gehaltene Ausdrücke Bions bei mir gänzlich fehlen. Aus diesem Grund scheint es wichtig Sie, liebe Leserin, lieber Leser, entsprechend vorzuwarnen: Sie finden hier keine historisch-kritische Einführung in die Begriffsarchitektur eines Theoretikers. Veröffentlichungen, die die spezifische Terminologie Bions rekonstruieren und erschließen, gibt es mittlerweile zur Genüge. Hervorheben möchte ich die in deutscher Sprache erhältlichen Einführungen von Wiedemann (2007) und Bléandonu (2008) sowie das bisher nur in englischer Sprache erschienene *The Language of Bion: A Dictionary of Concepts* von Sandler (2005), das dem Aufbau eines Wörterbuchs folgt und insofern einen unverzichtbaren Beitrag zur historischen Bion-Forschung leistet, weil es seine eigenwillige Sprache ausführlich würdigt.

Solche Bemühungen waren und sind notwendig, weil Bion immer wieder Anleihen bei der mathematisch-logischen Formalsprache macht und mehr oder weniger obskure Ausdrücke konstruiert, die mit voller Absicht ohne jede Bedeutung sind. Er wollte damit die *Unzugänglichkeit* und *Unerkennbarkeit* vorsprachlicher

---

1 Der einfacheren Lesbarkeit halber wurde auf die Nennung beider Geschlechter verzichtet, auch wenn selbstverständlich immer beide angesprochen sind.

psychischer Realität in seinen Texten sichtbar und erlebbar machen. Begriffe wie »Beta-Elemente« oder Denotate wie »O« und »K« sind Teil einer terminologischen Gesamtstrategie und wurden aus *methodischen Gründen* eingeführt. Bion wollte seinen Lesern dadurch eine bestimmte Lektüreerfahrung aufzwingen, bei der das Aushalten von Verunsicherung durch den Entzug eines vertrauten Sprachgebrauchs eine entscheidende Rolle spielt. Leser seiner Arbeiten sollten gewissermaßen in die Position von Säuglingen versetzt werden, die bis zum Erlernen der Sprache auch mit Lautgebilden konfrontiert sind, die sie zunächst noch nicht verstehen. Seine »leeren« Ausdrücke waren, wie Bion betont, nicht dafür gedacht dauerhaft in die psychoanalytische Fachsprache eingeführt zu werden; genau das ist aber in der Rezeption geschehen. Allzu häufig stößt man im psychoanalytischen Diskurs auf »Bionismen«, wie die viel zitierte »Alpha-Funktion«, die bei manchen Autoren mit der größten Selbstverständlichkeit wie ein klar definierter Fachbegriff präsentiert wird. Das ist verwunderlich, wenn man bedenkt, dass Bion selbst immer wieder auf die Gefahr der Jargonbildung in der Psychoanalyse hingewiesen und davor gewarnt hat, das Augenmerk zu stark auf bestimmte Worte in seinen Texten zu richten: »Eine allzu starke Berücksichtigung dessen, was ich geschrieben habe, behindert den Prozess, den ich durch die Worte repräsentiere« (Bion, 2006, S. 37).

In diesem Sinne möchte ich die von Bion beschriebenen psychischen Prozesse und Strukturen in den Vordergrund rücken und weniger die Worte und Symbole, die er aus bestimmten Gründen zur Darstellung verwendet hat. Für diesen Zweck war es immer wieder nötig Übersetzungen und Zusammenfassungen vorzunehmen, die zugleich auch Interpretationen sind. Ich will nicht den Eindruck erwecken, dass historisch-kritische Forschung unwichtig wäre, aber das Kleben am Buchstaben eines Autors erzeugt oft problematische Formen esoterischer und nach außen abgeschotteter Selbstbezüglichkeit, wie es bei manchen »Bionianern«, »Kleinianern«, »Lacanianern« oder Anhängern bestimmter Philosophen und Denkschulen zu beobachten ist, die sich einem Jargon für »Eingeweihte« hingeben. Nur dort, wo es mir unerlässlich scheint, greife ich auf Bions eigene Diktion zurück, seine mathematischen Formalismen hingegen werden konsequent ausgespart bzw. an geeigneter Stelle durch andere Beschreibungen ersetzt.

Einleitung

> »Wenn ein Patient sagt, er könne etwas nicht aufnehmen, oder wenn der Psychoanalytiker den Eindruck hat, daß er etwas nicht aufnehmen kann, so ist implizit von einem Behälter [Container] die Rede und von etwas, was man in ihn hineintut. Die Aussage, daß etwas nicht aufgenommen werden kann, darf deswegen nicht als bloße Redeweise abgetan werden.«
>
> *Wilfred R. Bion (1992a, S. 35)*

In seinem wirkungsgeschichtlich wichtigsten Buch, *Lernen durch Erfahrung* beschreibt der britische Psychoanalytiker und Universalgelehrte *Wilfred Ruprecht Bion* (1897–1979) erstmals systematisch jene grundlegende Eigenart des Seelischen, die darin besteht, einem Gefäß gleich, mentale Gebilde in sich zu beherbergen zu können. Jenen unbewussten Vorgang, bei dem Objekte einer unsichtbaren inneren Welt von der Psyche aufgenommen, (aus)gehalten bzw. »contained« werden, nennt Bion »Containing« (vgl. Bion, 1992b, S. 162). Mit dieser Bezeichnung war er selbst von Beginn an unglücklich und erwartete, wie Textstellen belegen, keine Anerkennung, sondern vielmehr Kritik, fand er doch, dass seine bildhafte Sprache von unreifem wissenschaftlichem Denken zeugt (vgl. ebd.). Knapp ein halbes Jahrhundert später lässt sich zeigen, dass es im psychoanalytischen Diskurs nach dem Tod Sigmund Freuds trotzdem kaum Modelle gibt, die eine breitere oder umfassendere Verwendung bzw. wissenschaftliche Rezeption – und diesem Sinne Anerkennung – erfahren haben als diese Idee von der Psyche als Behältnis (Container).

Mit noch stärkerer Strahlkraft wirkte Bions geflügeltes Wort vom Containing auf die Praxis. Es ist mittlerweile fest in der modernen, auf rasche Verständigung abzielenden Professionssprache von vielen Psychotherapeuten, Supervisoren, Beratern, Sozialpädagogen und anderen Berufsgruppen des psychosozialen Felds verankert. Die Metaphorik vom Behälter ist von einer so schlichten Plausibilität, dass sie recht unmittelbar, auch ohne vertiefte Theoriekenntnisse, eine grundlegende menschliche

Erfahrung widerspiegeln kann, die uns allen bekannt ist. Die rezeptive Qualität unserer seelischen Konstitution erlaubt es uns (oder zwingt uns dazu?), Empfindungen, Affekte, Gefühle, Impulse oder Fantasien anderer Personen »aufzunehmen«, diese manchmal überwältigenden emotionalen Eruptionen mit oder für andere aus-zu-*halten* oder – um eine pejorative Konnotation aus der Alltagssprache anzuführen – sich wie der »Mülleimer« zu fühlen, in den ein anderer seine ungeliebten seelischen Abfälle hineinwirft; unser Geist wird zum Sammelbecken, das diese verstoßenen oder abscheulichen Teile für den anderen auffangen soll. Die Eingängigkeit des Konzepts wird durch die semantische Nachbarschaft des Wortes Be-*hälter* zu verschieden Vorstellungen des »Haltens«, »Be-in-haltens« und »Halt-gebens«, die auch feinfühliges *mothering* oder *parenting* auszeichnen, zusätzlich verstärkt. Das Konkrete bzw. Sinnliche des Container-Begriffs ist zweifelsohne ein Vorteil, wenngleich darin auch die Gefahr unzulässiger Vereinfachungen liegt, die Bion vorausgesehen hat und derentwegen er sein eigenes Modell selbst mit Vorbehalten betrachtet.

Wenn sich Psychotherapeuten heute miteinander unterhalten und den Ausdruck *Containing* verwenden, sind häufig sehr heterogene Aspekte der Behandlungstechnik angesprochen, zum Beispiel eine tendenziell passive, abwartende und aufnehmende Haltung des Psychotherapeuten oder sein empathisch-anteilnehmendes Wohlwollen sowie verschiedenste supportive Interventionen, die Patienten Halt geben, gegebenenfalls Trost spenden oder deren Ich-Funktionen stützen sollen. Diese nicht völlig falsche, aber verkürzte, diffuse oder vage Verwendungsweise läuft Gefahr den Begriff auszuhöhlen. Der *aktive* Teil, das *kreative* und *transformative* Moment des *Containing* wird bei der einseitigen Betonung des Mitfühlens allzu oft übersehen. Bion folgt der grundlegenden Annahme, dass primitive mentale Zustände, (noch) nicht symbolisierte oder (noch) nicht bewusstseinsfähige Affektzustände, der gesamte Bereich des vorsprachlichen Erlebens, nicht nur einmalig während der Kindheit, sondern immer wieder aufs Neue durch entsprechende psychische Strukturen und Prozeduren verarbeitet bzw. *umgewandelt* werden müssen, um ganz allgemein gesprochen seelisches Wachstum und Entwicklung zu ermöglichen. Dieser Prozess beginnt mit den frühesten Mutter-Kind-Interaktionen, Vorläufer dieses Prozesses müssen allerdings schon in der rudimentären Psyche des Embryos angenommen werden (vgl. Bion, 2009, S. 56f.). Diese Umwandlungs-, Formgebungs- und Symbolisierungsprozesse – und damit ist die seelische Entwicklung als Ganze angesprochen – enden erst mit dem Tod des Individuums. Beim *Containment* (so der Begriff in seiner nominalisierten Form), handelt es sich aber nicht nur um ein spezielles Segment der therapeutischen Technik, der Säuglingspsychologie oder der Entwicklungstheorie der frühesten Kindheit. Seine Bedeutung beschränkt sich auch nicht auf beziehungsgestaltende Praxisfelder wie Psychoanalyse, Psychotherapie und Pädagogik. Vielmehr können alle intrapsychischen und intersubjektiven Prozesse paradigmatisch vom Gesichtspunkt des Container-Modells aus betrachtet werden. In diesem sehr breiten Verständnis können auch kulturelle Hervorbringungen (z. B. Kunstwerke) als Container reflektiert werden: Das Landschaftsbild eines Malers be-in-*haltet* verschiedenste sinnliche und emotionale Eindrücke, denen der Künstler beim Betrachten der Landschaft ausgesetzt war. Das Bild ist das materialisierte Ergebnis des Containing-Vorgangs. Es entspricht keiner Eins-zu-eins-Abbildung des Gesehenen, sondern entsteht durch eine subjektive Verarbeitung von »Rohdaten« aus der Wahrnehmung zu einem künstlerischen Produkt. Als metapsychologische Theorie der menschlichen Seelentätigkeit schlechthin, und hier stimme ich Lazar zu, handelt es sich letztlich um »ein ubiquitäres, für das Verstehen der conditio humana unabdingbares Konzept« (Lazar, 2008, S. 121). Sandler geht sogar so weit zu behaupten, dass mit der Container-Theorie »die tiefsten und geheimsten Mysterien menschlicher Existenz« ausgelotet würden (Sandler, 2005, S. 161, Übers. G. C.). Eine ähnlich euphorische Einschätzung findet man bei James Grotstein, der skandierte, dass Bion mit dem Containing *ein neues Naturgesetz entdeckt* habe, das uns erklären kann, wie unsere psychische Realität organisiert wird und das uns erlaubt neue Perspektiven in der Ordnung der Dinge zu sehen (Grotstein, 1979, zit. n. Cartwright, 2010, S. 1).

Diese epistemologischen Dimensionen des Container-Modells sind weitaus weniger bekannt als seine psychotherapeutischen und entwicklungspsychologischen Implikationen. Tatsächlich versucht sich Bion an einer philosophischen Konzeptualisierung von emotionaler Erfahrung und der Entstehung des Denkens, das davon seinen Ausgang nimmt. Es geht ihm immer wieder darum, eine (wissenschaftliche) Sprache für Elemente zu finden, die sich jenseits der Sprache, jenseits des Verbalen, ja jenseits des Symbolischen überhaupt befinden, was per se ein paradoxes Unterfangen zu sein scheint (vgl. Crepaldi, 2008). Sein Ausgangspunkt bleibt zwar stets die klinische Situation des Psychoanalytikers, der während einer Sitzung Erfahrungsdaten sammelt, seine Gegenübertragung analysiert und aus diesem Material Deutungen zu formulieren hat. Von dort aus bewegt sich Bion jedoch immer weiter auf das große erkenntnistheoretische Projekt des deutschen Philosophen Immanuel Kant zu, um, über den Rahmen des rein Klinischen hinaus, grundlegende Fragen aufzuwerfen: Was ist jene psychische Aktivität, die wir Denken nennen? Und welche Art von Denken und welche Art von Abstraktionen sind überhaupt dazu in der Lage die psychische Realität unserer Erfahrung angemessen zu repräsentieren?

Vor dem Hintergrund dieser vielfältigen theoretischen und klinisch-praxeologischen Themen möchte ich in der vorliegenden Einführung mit einer »mehrgleisigen« Strategie arbeiten. Im ersten Kapitel wollen wir die theoretischen Grundlagen der Container-Theorie erarbeiten, die Bion in seinem nunmehr kanonisierten, aufgrund seines beachtlichen Schwierigkeitsgrads jedoch wenig gelesenen Buch *Lernen durch Erfahrung* (Bion, 1992b) im Blick hatte. Ziel ist eine möglichst über die disziplinären Grenzen und über den psychoanalytischen Jargon hinaus verständliche Darstellung seiner Thesen sowie deren Verortung in seinem Gesamtwerk. Das zweite Kapitel ist den Gemeinsamkeiten und Unterschieden gewidmet, die das Containing mit artverwandten psychoanalytischen bzw. psychotherapeutischen Begriffen (wie z.B. Holding oder Empathie) bzw. mit modernen integrativen Ansätzen (wie z.B. Mentalisierung) verbindet oder es von diesen trennt. Im Dialog mit diesen angrenzenden Konzepten lassen sich viele Querverbindungen und Schnittmengen herausarbeiten; dennoch kann gezeigt werden, warum Bions Modell, obwohl in die Jahre gekommen, nicht obsolet ist; bestimmte Aspekte werden von anderen Ansätzen nicht in derselben Weise berücksichtigt. Ich möchte mit diesem Kapitel auch einen Beitrag zur Klärung einer allgemeinen Sprachverwirrung leisten, die mir und vielen anderen in Bezug auf Containing sowohl im wissenschaftlichen als auch im berufspraktischen Diskurs häufig begegnet. Meine Analysen sollen in der Erarbeitung eines Verwendungsvorschlags münden, der die Rede vom Containing sowohl für Theoretiker als auch für Kliniker insgesamt transparenter macht. Hierfür schlage ich im dritten Kapitel eine dreidimensionale Betrachtung des Konzepts vor, die folgende Ebenen umfasst: (1) eine epistemologische bzw. metapsychologische, (2) eine entwicklungstheoretische und (3) eine anwendungsbezogene. Letzterer, der Praxisdimension, werde ich mich im Rahmen eines eigenen Kapitels am ausführlichsten widmen. In meiner Arbeit lehne ich mich an der von Bohleber und anderen begründeten Methode der psychoanalytischen *Konzeptforschung* an, die den Umgang mit der bald unüberschaubaren Vielfalt psychoanalytischer Theorien verbessern will. Die wesentlichen Schritte bilden hierbei die historische Rekonstruktion eines Konzepts, die Betrachtung seiner gegenwärtigen Erscheinungs- und (klinischen) Verwendungsformen, eine kritische Analyse sowie Abgrenzung des Konzepts und zuletzt der Versuch einer Integration oder einer Synthese der verschiedenen Zugänge (vgl. Bohleber et al., 2013). Der Band wird durch ein Schlusswort über psychoanalytische Ethik abgerundet.

Theoretische Grundlagen des *Containing*

Die bis heute nachhaltig prägendsten theoretischen Weiterentwicklungen der Psychoanalyse nach dem Tod Freuds kommen zweifelsohne aus Großbritannien. Die dominanteste Figur dieser britischen Psychoanalyse-Szene ist Melanie Klein, die in den 1940er Jahren durchaus harte Grundsatzkontroversen mit Freuds Tochter Anna führte und von ihren eigenen Anhängern rigide Loyalität einforderte. Einer der bekanntesten »Kleinianer« ist Wilfred Bion, der in den 1950er Jahren, neben anderen nunmehr prominenten Autoren der psychoanalytischen Ideengeschichte wie Donald Winnicott, William E. Fairbairn oder Michael Balint, in der Londoner Tavistock Clinic wirkte und durch die Publikation einiger Aufsätze erste Aufmerksamkeit erregte. Unter demselben Dach entstand zu dieser Zeit auch John Bowlbys empirisch ausgerichtete Bindungstheorie, die von Melanie Klein, trotz thematischer Überlappungen, aufs heftigste abgelehnt wurde. Diese verschiedenen Entwicklungs- und Objektbeziehungstheorien der Post-Freud-Ära widmen sich vermehrt frühesten, und in diesem Sinne primitivsten, psychischen Prozessen und ihrer Relation zu sogenannten *Objekten*. Darunter sind innerpsychische Niederschläge oder Abbildungen (Repräsentanzen) von Interaktionserfahrungen mit ersten Bezugspersonen und diese Erfahrungen begleitende Affekte und Fantasien zu verstehen. Die in diesem Sinne verinnerlichten Objektbeziehungen sind die entscheidenden Bausteine für die Struktur unserer inneren Vorstellungs- und Erlebniswelt. Die Stabilität der daraus entstehenden psychischen Struktur – in zeitgenössischen psychodynamischen Theorien spricht man vom Strukturniveau – ist wesentlich von der Qualität und Integrität der inneren Objektwelt abhängig. In diesem angelsächsisch dominierten Diskurs vollzieht sich auch das, was die meisten Kommentatoren als Paradigmenwechsel in der Psychoanalyse vom Trieb zum Objekt oder von der Ein-Personen-Psychologie zur Zwei-Personen-Psychologie beschreiben (vgl. hierzu auch Müller-Pozzi, 2002, S. 72ff., S. 123; Ermann, 2009, S. 67ff.).

Vom Lustprinzip zum Realitätsprinzip, von Freud zu Bion

Für einen Brückenschlag von der klassischen Psychoanalyse der ersten Generation zur eigenwilligen Gedankenwelt Bions scheint es hilfreich, an das anzuknüpfen, was Freud (1911b) »die zwei Prinzipien des psychischen Geschehens« nannte. Das erste der beiden, das sogenannte *Lustprinzip*, bildet für seine frühere Triebtheorie noch *das* entscheidende Regulativ zur Organisation des menschlichen Seelenlebens. Seine Funktion ist die Herabsetzung von Unlust und die Erhöhung von Lust im Organismus eines Individuums. Unter seiner Herrschaft verleibt sich das Ich alles ein, was ihm von der Außenwelt als Lustquelle angeboten wird, ein Vorgang der als *Introjektion* bezeichnet wird. Über die Mutterbrust nimmt der Säugling nicht nur nahrhafte Milch in sich auf, sondern auch ein Gefühl des *Behagens* und der Sicherheit. Dementgegen drängen Unlustempfindungen wie Schmerz, Hunger, Aggression oder Angst nach »Abfuhr«. Solche negativen Reize aus dem Inneren des psychosomatischen Organismus werden dem Lustprinzip gemäß »ausgesondert« bzw. »hinausgeworfen«, weil sie vom unreifen Ich als feindlich erlebt werden (vgl. Freud, 1915c, S. 228). Alles Feindliche oder *Ichfremde* wird sozusagen disloziert, nach außen gedrängt, in die Objektwelt externalisiert, sodass »für das purifizierte Lust-Ich das Objekt doch wiederum mit dem Fremden und Gehaßten zusammenfällt« (ebd., S. 229). Das Nicht-Ich wird zum schlechterdings Bösen. Im Laufe einer normalen Entwicklung wird Freud zufolge die Herrschaft des infantilen Lustprinzips vom sogenannten Realitätsprinzip abgelöst, dass durch mehr oder weniger komplexe Denkprozesse auf Forderungen der Umwelt angemessen reagieren kann und Triebimpulse bei Bedarf zurückhält.

Das Aussondern des Unlustvollen, der bereits von Freud als *Projektion* beschriebene Mechanismus, erfährt im Rahmen von

Melanie Kleins Theorie der *projektiven Identifizierung* einige Erweiterungen. Betont wird bei Klein vor allem der Versuch des unreifen, kindlichen Selbst Kontrolle über negative Aspekte seiner Persönlichkeit zu erlangen, indem es unerträgliche Selbstzustände (auch Teilobjekte genannt) wie etwa destruktive Impulse oder Neid in ein Objekt, in die Mutter, verlagert. Die »guten« Teile des Selbst können auf diese Weise von den »bösen« rein gehalten und dadurch abgesichert werden (analog zum »purifizierten Ich«, von dem Freud spricht); zum anderen kann eine gefürchtete Trennung von der Mutter vermieden werden, weil diese jetzt gewissermaßen als Repräsentant des Ich annektiert wurde (vgl. Klein, 2006; Reich, 2008). Diese Beherrschung der bösen Selbstanteile mittels Projektion in ein Objekt, das diesem Bösen nun *gleichgesetzt* ist, wird von einem Gefühl der *Omnipotenz* (Allmacht) begleitet (vgl. Klein, 2006, S. 192) und könnte insofern auch als *narzisstische* Strategie charakterisiert werden. Obwohl Kleins Theorie hier in allen Grundzügen den Freud'schen Annahmen folgt, wird weniger die triebdynamische Notwendigkeit einer »Abfuhr« des Unlustvollen, sondern vielmehr die *Objektbezogenheit* der projektiven Prozesse hervorgehoben.

Als Lehranalysand und Schüler Melanie Kleins befasst sich Bion Mitte der 1950er Jahre hauptsächlich mit der Psychodynamik von Psychosen, die er an der Tavistock Clinic in London behandelt und zu deren Erklärung er ebendieses neue Verständnis von projektiver Identifizierung heranzieht. Aus seiner Sicht gibt es eine gewisse Analogie zwischen der unreifen Säuglingspsyche und der Psyche des Schizophrenen, da in beiden Fällen der exzessive Versuch erkennbar wird, Unlustvolles oder Unerträgliches aus dem Ich *auszustoßen*. In diesem Zusammenhang findet sich bei Bion auch die erste, noch relativ unsystematische Erwähnung des Begriffs *contained* (in der deutschen Fassung hier mit »festgehalten« übersetzt; Bion, 2013, S. 47), der in einem 1956 erschienenen Artikel »Die Entwicklung des schizophrenen Denkens« auftaucht. Bion fragt an dieser Stelle erstmals nach dem »Schicksal dieser ausgestoßenen Fragmente« (ebd.), also nach dem Verbleib von Auswürfen solcher Projektionen. Der Psychotiker erlebe diese ausgestoßenen Partikel als Präsenz »bizarrer Objekte«, die er zwar *außerhalb* seiner Selbst fantasierte, die ihn aber in Form von Wahnvorstellungen, Halluzinationen und paranoiden Fantasien heimsuchen und verfolgen würden. Offenbar bleibt dem Schizophrenen – Bion berichtet von der Behandlung eines psychotischen Patienten – keine andere Wahl als die Projektion, zumal dessen Persönlichkeit schwer erträgliche Affekte wie Todesängste nicht »containen« (beinhalten) könne (vgl. ebd., S. 117). Deshalb »spaltete er [der psychotische Patient] sie ab und deponierte sie in mir – offenbar in der Vorstellung, dass sie, wenn sie lange genug in mir verweilen dürften, von meiner Psyche modifiziert würden, um dann gefahrlos reintrojiziert werden zu können« (ebd.). Die projektive Identifizierung ermöglicht dem Psychotiker »seine eigenen Gefühle in einer Persönlichkeit zu untersuchen, die stark genug ist, um sie zu containen« (ebd., S. 120).

Diese abstrakten Sätze, die Bion aus seiner konkreten klinischen Erfahrung mit schizophrenen Patienten ableitet, bilden so etwas wie eine erste Skizze der *Container-Contained*-Theorie, die bereits den Aspekt des *Modifizierens* ins Spiel bringt, worauf an geeigneter Stelle zurückzukommen sein wird. Dass in der erstmals 2013 erschienenen deutschen Übersetzung dieser frühen Aufsätze Bions das Wort »containen« zumeist als Anglizismus stehen gelassen wird, zeigt, wie geläufig es mittlerweile in der psychoanalytischen Fachwelt geworden ist. Systematisch wird der Begriff allerdings erst in *Lernen durch Erfahrung* (1992b [1961]) eingeführt. In diesem schmalen, aber extrem verdichteten Werk versucht sich Bion an einer sehr detaillierten, ja mikroskopischen Untersuchung von Oszillationen zwischen Lust- und Realitätsprinzip. Im Unterschied zu Freud, der eher ein lineares Aufeinanderfolgen der beiden Prinzipien nahelegt, unterstreicht Bion verstärkt eine simultane »Koexistenz« von Lust- und Realitätsprinzip als zwei Seiten derselben Medaille, die von Beginn des Lebens an Bestand hat und zeitlebens aufrechterhalten bleibt (vgl. Bion, 1992b, S. 75). Damit verfolgt er insgesamt eine strukturelle und weniger phasenorientierte Entwicklungstheorie. Freud muss zwei unabhängige Systeme (»Prinzipien«) postulieren, Bion zufolge handelt es sich hierbei aber um ein und denselben psychischen Vorgang (vgl. ebd., S. 104f.): Das, was Freud als reines Lustprinzip begreift, steht nach Bion immer schon im Dienste des Realitätsprinzips. Das Postulat zweier getrennter Organisationsprinzipien scheint aus dieser Sicht nicht mehr schlüssig.

Noch einmal zusammengefasst: Um als Menschen in Kultur sozialisiert werden zu können, muss nach Freud der Dominanz des Lustprinzips ein zweites, davon verschiedenes Organisationsprinzip des Psychischen aufgezwungen werden, das ein Aushalten von Bedürfnisspannungen, ein Aufschieben von Impulsen und eine Toleranz für Frustrationen ermöglicht. Der triebdominierte Primärprozess des *Es* muss um den rationalen und zu relativ autonomen Entscheidungen fähigen Sekundärprozess ergänzt werden, im Zuge dessen eine reflektierende Instanz, das denkende Ich, einen realitätsfähigen Ausgleich zwischen Triebimpulsen und Anforderungen der Umwelt bewirken kann (vgl. Freud, 1911b). Das Realitätsprinzip ist aber nicht einfach das Gegenteil des Unbewussten oder gleichbedeutend mit dem Bewusstsein. Dem Bewusstsein kommt nach Freud zunächst nicht viel mehr als die Rolle *»eines Sinnesorgans zur Wahrnehmung psychischer Qualitäten«* (Freud, 1900a, S. 620, Hervorh. i. O.) zu. Ob sich diese Wahrnehmung auf Sinneseindrücke aus der Umwelt bezieht (z. B. Gerüche, Farben) oder auf drängende innere Bedürfnisse, spielt für Bion erkenntnistheoretisch betrachtet nur eine untergeordnete Rolle. Beide Arten von Erfahrung, sinnliche wie emotionale, werden als psychische Qualitäten repräsentiert und sind in diesem Sinne auch gleichermaßen *real*. Nicht nur die Umwelt, sondern auch affektive Regungen »im« Individuum liefern Rohdaten, auf die unser Bewusstsein aufmerksam werden kann und die es verarbeiten muss, um sie im Gedächtnis speichern zu können. Erst diese Verarbeitung macht es möglich, dass Eindrücke und Erfahrungen temporär ins Unbewusste verschoben werden können. Ohne die Fähigkeit etwas zu vergessen wäre unser Bewusstsein bedroht, permanent mit Gefühlen und Fantasien überflutet zu werden, und wir befänden uns dauerhaft in einem Zustand, der einer Psychose ähnelt.

Am Beginn des Lebens verfügt die Psyche noch nicht über die Kapazität für solche Verarbeitungen – und dennoch: Das, was wir Denken nennen, und das, was Freud mit dem Realitätsprinzip verbindet, beginnt bei Bion schon mit der Geburt, nämlich als primitiver Mechanismus, der die Kleinkindpsyche von inneren Spannungen entlastet, indem der Säugling »in der Mutter Gefühle erzeugt, die er selbst nicht haben will« (Bion, 1992b, S. 77). Die entscheidende Neuerung Bions besteht nun darin, die von Klein eingeführte projektive Identifizierung als archaischen Vorläufer des Denkens (und damit des Realitätsprinzips) zu betrachten, dessen Entstehung nur *objektbezogen* oder – anders formuliert –*kommunikativ* verstanden werden kann. Vor diesem Hintergrund muss auch Freuds Trennung von triebhaftem Primärprozess und realitätsorientiertem Sekundärprozess verworfen werden, denn nach Bion ist selbst die primitivste psychische Dynamik ihrem Wesen nach nichts anderes als jener kommunikative Prozess, der sich auf den Kontakt mit der äußeren Realität und die darin erscheinenden wichtigen anderen ausrichtet. Dieses frühe projektiv-identifizierende Denken eines Neugeborenen kann man sich als ersten Tast- oder Gehversuch des Denkens vorstellen, der in gewisser Hinsicht scheitern muss, der aber in seinem Scheitern die emotionale Kontaktaufnahme mit der versorgenden Bezugsperson ermöglicht. Diese Kontaktaufnahme drückt sich in empirisch beobachtbarem *Bindungsverhalten* – Krabbeln zur Mutter, Festklammern, Schreien etc. – aus (vgl. Bowlby, 2006). Vor diesem Hintergrund wird verständlich, woher die Feststellung rührt, Bion begreife projektive Identifizierung als »Urform der menschlichen Kommunikation« (vgl. Krejci, 1992b).

Der Container als psychischer Verdauungstrakt

Für den Säugling ist Kommunikation noch aufs Engste mit der Nahrungsaufnahme verknüpft, die im Falle des Stillens mit dem Saugen an der Brust zusammenfällt. Die Muttermilch wird über den Verdauungstrakt des Kindes aufgenommen, wo sie durch körpereigene Enzyme in ihre Bestandteile aufgespalten wird, um sie in Energie umzuwandeln oder für die Produktion von neuer Körpersubstanz einzusetzen. Unverdauliches Material hingegen wird für die Ausscheidung vorbereitet. Im Zuge dessen müssen Stoffe, deren Akkumulation im Körper schädlich wäre, durch eine Umwandlung (Biotransformation), die überwiegend in der Leber, der Galle und den Nieren stattfindet, in eine ausscheidbare Form gebracht werden, ein Vorgang, der auch als *Entgiftung* bekannt ist.

Das gastrointestinale System empfängt also die Nahrung, um sie zu metabolisieren, das heißt biochemisch um- und abzubauen, aber »was empfängt und verarbeitet die Liebe?« (Bion, 1992b,

S. 80), wie kann man sich das entsprechende Organsystem, den Empfänger oder den *Container* für Emotionales vorstellen, der Liebe in psychische Substanz umwandelt? Womit werden belastende Gefühle wie Wut, Neid, Schuldgefühle oder Trauer verarbeitet und entgiftet? Wie lässt sich der Zusammenhang von Körper und Seele, von Soma und Psyche, hier auf angemessene Weise zur Sprache bringen, zumal in den Grenzbereichen von Physiologie und Psychologie »das Bezeichnen besonders problematisch« (Krejci, 1992b, S. 21) wird?

Bion weist darauf hin, dass sowohl das »Misslingen« der Muttermilchproduktion (z. B. bei zu geringen Milchmengen) als auch Verdauungsstörungen beim Säugling ihren Ursprung in beiderseitigen gefühlsbedingten Irritationen haben können. Es müsse daher (methodisch) ein emotionales Pendant zur Muttermilch angenommen werden, immaterielle psychische Objekte, die gewissermaßen mit der Milch aufgenommen werden. Diese können nahrhaft und wachstumsfördernd oder unverträglich bzw. auf affektiver Ebene so »verdorben« sein, dass die Milch für das Kind *tatsächlich* schwer verdaulich ist. Bion findet es zweckmäßig davon auszugehen, dass »ein infantiler, psychosomatischer Verdauungstrakt« (ebd.) existiert, der dazu in der Lage ist Mutterliebe aufzunehmen und zu metabolisieren, um, parallel zum körperlichen Wachstum, auch die entsprechende seelische Entwicklung voranzutreiben. Dieser noch nicht voll entwickelte emotionale Empfänger ist aber – aufgrund seiner entsprechend hohen Sensitivität und Vulnerabilität – negativen Selbstzuständen versorgender Bezugspersonen fast schutzlos ausgeliefert. Diese für das Kind unverdaulichen, affektiven »Partikel« der Erwachsenen können seine psychische Reifung behindern oder schädigen, weil die psychischen Strukturen, die zu ihrer Verdauung benötigt würden, noch nicht etabliert werden konnten. Davon unabhängig schreibt Bion dem Säugling die Fähigkeit zu, das Ausbleiben einer emotionalen Bedürfnisbefriedigung, vereinfacht gesagt, einen Mangel an Liebe, auf rudimentäre Weise bewusst als Frustration wahrzunehmen, ähnlich wie das Kind den Mangel an Nahrung als Hungergefühl wahrnimmt und gegebenenfalls mit Schreien reagiert. Dem Säugling ist die *Erwartung* angeboren, dass nicht nur seine physischen, sondern auch seine emotionalen Bedürfnisse *gestillt* werden (vgl. ebd., S. 19). Er ist jedoch nicht dazu in der Lage einen negativen Affekt, der mit einer *un-gestillten Erwartung*, das heißt mit der Abwesenheit von Befriedigung einhergeht, zu ertragen (containen), geschweige denn zu verarbeiten. Er kann dieses Frustrationsgefühl nur »ausscheiden« oder, um eine psychologische Ausdrucksweise zu wählen, *projizieren*. Die Mutter muss dem Kind ihren reifen psychosomatischen Verdauungstrakt zur Verfügung stellen, mit dessen Hilfe sie diese für ihr Kind unerträglichen Selbstzustände derart modifiziert oder »vor-verdaut«, dass das Kind diese in einer für es bekömmlichen Form wiederaufnehmen kann. Dieser Prozess wird in der Bion-Literatur immer wieder als *Entgiftung (detoxification)* apostrophiert, um erneut die Nähe zur Physiologie hervorzuheben (vgl. Pedersen et al., 2014). Die frühe Mutter-Kind-Kommunikation, in der aus Bions Sicht affektive Austauschprozesse ganz im Vordergrund stehen, dient vor allem der Entgiftung und dem Umbau von basalen Affekten und unbehaglichen Körpersensationen des Kindes. Dieses mütterliche Containing ist in der Regel auf natürliche Weise ins Füttern, Stillen bzw. in die gesamten Pflege- und Fürsorgehandlungen der Mutter integriert (vgl. ebd.) und drückt sich sichtbar in mimischen, gestischen und vokalen Mikrointeraktionen zwischen Mutter und Säugling aus (vgl. hierzu auch Stern, 2003).

Der Volksmund macht schon wesentlich länger als der Psychoanalytiker Gebrauch von einer impliziten Theorie des *psychosomatischen Verdauungstrakts* und seiner Behälter-Funktion. In zahlreichen Redewendungen werden projektive und introjektive Prozesse mit physiologischen Phänomenen rund um Nahrungsaufnahme, Verdauung und Ausscheidung verknüpft. Ich zitiere meine Patienten: »Mir dreht sich der Magen um«, »das schlägt mir auf den Magen«, »das liegt mir schwer im Magen«, »er frisst alles in sich hinein«, »mir kommt gleich die Galle hoch«, »ich hab es gründlich satt«, »das stößt mir sauer auf«, »daran hatte ich lange zu kauen«, »das muss ich erst einmal verdauen«, »das finde ich zum Kotzen«, »wenn ich dem zuhöre, wird mir übel«, »was für eine beschissene Situation« usw. Zahlreiche Ausdrücke wie diese sind nicht nur Zeugnis der Lust am bildhaften Sprechen; vielmehr sind in diesen volkstümlichen Sprechweisen vorwissenschaftliche Theorien enthalten, die über bloße Analogiebildungen und Metaphern hinausgehen. Die meisten Menschen haben schon am eigenen Leib die Erfahrung gemacht, dass ihr vegetatives Nervensystem auf ein komplexes Gefühlsgemisch bestehend aus Zorn, Angst und Ekel mit einem *tatsächlichen* und nicht mit einem metaphorischen Brechreiz reagiert. Zusammenhänge zwischen verschiedenen gastrointestinalen Störungen und chronisch entzündlichen Darmerkrankungen, insbesondere des Reizdarmsyndroms, mit psychischen Faktoren sind kein Volksmythos, sondern mehrfach wissenschaftlich belegt (vgl. Moser, 2006). Ärger oder Angst können die Dickdarmmotorik steigern, Angst korreliert zudem mit einer Verkürzung der Durchgangszeit der Nahrung im Verdauungstrakt, depressive Verstimmungen hingegen führen in der Tendenz zu einer Verlängerung. Patienten mit Magen-Darm-Grippe, vor allem solche, die in der Folge ein Reizdarmsyndrom entwickeln, zeigen häufig psychische Auffälligkeiten wie eine Neigung zu Angst, Depression und Hypochondrie bzw. lassen belastende Lebensereignisse im Jahr vor der Infektion erkennen. Bis zu 60 Prozent der Patienten in medizinischen Zentren für Magen-Darm-Gesundheit leiden auch an psychischen Störungen wie Depressionen und Angststörungen. Bei bis zu 90 Prozent jener Patienten wird im Laufe des Lebens zumindest eine psychiatrische Diagnose gestellt. Bis zu 44 Prozent der Patienten mit Reizdarmsyndrom weisen in ihrer Anamnese physischen oder sexuellen Missbrauch auf. So erscheint es nicht verwunderlich, dass etwa beim Reizdarmsyndrom die Überlegenheit von Psychotherapien im Vergleich zu konventionellen medikamentösen Behandlungen in mehreren Studien nachgewiesen werden konnte (vgl. ebd.).

An der Aufzählung wird deutlich, dass die Verdauung weit mehr als nur ein Reservoir an Sprachbildern für das Psychische darstellt, vielmehr zeigt sich in diesem Verhältnis von Psyche und Darm ein Leib-Seele-Kontinuum, eine »psychosomatische Matrix« (Küchenhoff & Agarwalla, 2002, S. 13). Krejci (1992b, S. 19ff.) bemerkt, dass Bion, ähnlich wie der Entwicklungspsychologe Jean Piaget, »mit der Selbstorganisation des Denkens aus seinen physiologischen Anfängen heraus« befasst ist. Die Einführung des Ernährungssystems »als dynamisches Modell für den seelischen Apparat« (ebd., S. 25) folgt der Annahme, dass Letzterer »an den Erfahrungen der Nahrungsaufnahme, -verarbeitung und -ausscheidung aufgebaut« (ebd.) wurde. Das Psychische entwickelt sich sozusagen in der *Nachahmung* der Funktionsweise des gastrointestinalen Systems, das es gewissermaßen als Modell oder Vorbild für seine eigene Arbeitsweise benutzt. Das würde bedeuten, dass »die ersten geistigen Modelle auf physiologischen Modellen basieren« (ebd., S. 26), und diese primitivsten geistigen Modelle sind eben die von Freud, Klein und anderen beschriebenen Vorgänge der Projektion und Introjektion, die ihre physiologischen Vorbilder im Saugen, Lutschen, Beißen, Schlucken, Ausspucken und Ausscheiden des Kindes haben.

Es gehört somit zu den grundlegendsten Annahmen der Container-Theorie, dass »das geistige Lernen ein Lernen der physiologischen Arbeitsweise« (ebd.) ist. Freud spricht bereits in seinen *Drei Abhandlungen zur Sexualtheorie* davon, dass die frühen infantilen Sexualäußerungen rund um die wichtigen erogenen Zonen Mund und After »in *Anlehnung* an eine der lebenswichtigen Körperfunktionen« (Freud, 1905d, S. 83, Hervorh. i. O.), sprich: in Anlehnung an die Verdauung, entstehen. Später formuliert er an anderer Stelle, dass die Entstehung des Ich mit einer Absonderung bzw. einer Art Emporheben oder einem Sich-Abheben des Bewusstseins vom Es einhergehe und dass das Ich am Beginn des Lebens »vor allem ein körperliches« (Freud, 1923b, S. 253) sei, mit anderen Worten ein Körper-Ich oder ein *Es*-Ich, das kaum Autonomie gegenüber der unmittelbaren Gegenwart des körperlichen Erlebens aufweist. Dieser un-unterschiedene Zustand wird bei Bion mit dem Begriff des »protomentalen Systems« (Bion, 2001, S. 79) erfasst, der archaischste Bereich des Psychischen, der mit der Zeit zwar einen komplexeren bzw. kultivierteren Überbau erhält, aber trotzdem zeitlebens bestehen bleibt und beobachtbare Wirkungen zeitigt. In diesem protomentalen System oder in dieser »Erstlingspsyche« sind Somatisches und Psychisches noch ungenügend differenziert. Phänomene aus dieser Quelle können sich folglich »ebensogut in somatischen wie in psychischen Formen manifestieren« (ebd., S. 74). Das Kleinkind kann noch keine Unterscheidungen zwischen *materieller* und *psychischer* Realität treffen; materielle und emotionale Mängel werden als gleichermaßen real empfunden (vgl. Bion, 1992b, S. 76). In diesem Sinne kann beim Säugling eine Verdauungsstörung *gleichbedeutend* mit einem Erleben von Angst sein. Die Reifung des Psychischen scheint aus diesem Blickwinkel etwas mit einer *Entfernung von der Unmittelbarkeit des körperlichen Erlebens* zu tun zu haben.

Diese Entfernung hat aber keine wie auch immer geartete Trennung von Leib und Seele zum Ziel, sondern eine Neubestimmung ihres Verhältnisses zueinander, das vor allem in der Entwicklung der Fähigkeit zu mentaler Repräsentation körpernaher Erlebensweisen besteht. Diese Repräsentation oder *Vermittlung* beginnt mit ersten, vorsprachlichen Bildern bzw. Fantasien und mündet in die Sprachentwicklung und die sie begleitende Fähigkeit mehr oder weniger abstrakte Vorstellungen zu bilden (vgl. Crepaldi, 2008).

Das für die zeitgenössische Psychosomatik nach wie vor relevante Konzept der *Desomatisierung*, das ursprünglich von Freuds Leibarzt Max Schur stammt, fasst diese Erkenntnisse zusammen. Im Laufe der Entwicklung und mithilfe von verschiedensten Interaktionserfahrungen mit seinen Bezugspersonen lernt das Kind den eigenen Körper zunehmend abstrakter bzw. objekthafter als *seinen Körper* zu begreifen. Es ist beinahe paradox, dass erst diese Entfremdung vom unmittelbaren Körpererleben das Erfassen des Körpers als den eigenen möglich macht. Hier ist sozusagen eine Ent-*zweiung* impliziert, denn an die Stelle *eines* ungeschiedenen Körper-Ich tritt zunehmend ein Ich, das erleben – und später sogar reflektieren – kann, dass es ein eigenständiges Selbst ist, das über einen Körper verfügt, der jedoch untrennbar zu diesem Selbst gehört. Vorformen einer in dieser Weise entzweiten, aber kohärenten Selbstvorstellung tauchen schon in den ersten Lebensmonaten auf. Im weiteren Entwicklungsverlauf verlieren Erfahrungen zunehmend »an Unmittelbarkeit und gewinnen an Allgemeinheit und Kommunizierbarkeit, bis hin zur entkörperlichten Erfahrungsdimension, die die Sprache darstellt« (Küchenhoff & Agarwalla, 2002, S. 14). Das vormals zwingend an das Körpererleben angebundene Psychische wird vermehrt vom Körper entkoppelt. In die umgekehrte Richtung verläuft der Prozess bei psychosomatischen Patienten, die immer wieder auf die Ebene des Protomentalen, des Körper-Ich, regredieren können und von affektiv-körperlichen Reaktionen überflutet werden, die nicht versprachlicht werden können, sondern psychosomatische Symptome (z.B. chronische Schmerzen, Gastritis, Darmbeschwerden etc.) hervorrufen. Dieser inverse Prozess wird als *Resomatisierung* bezeichnet. Ähnlich wie zuvor beim Übergang vom Lust- zum Realitätsprinzip formuliert bietet sich auch für den Übergang von Soma zu Psyche das Bild der *Oszillation* als Alternative zu einem simplifizierten linearen Konzept an: Das relativ freie und den Erfordernissen des Lebens angepasste »Spiel von Verkörperung und Entkörperung« (ebd.) zeichnet eine stabile seelische Verfassung aus, denn auch die Einseitigkeit in Richtung der Desomatisierung könnte bedeuten, dass »der Zugang zu körperbezogenen Affekten« (ebd.) verloren geht, was nicht minder pathogene Konsequenzen hätte.

Die regressive Resomatisierung dient im weitesten Sinn der Abwehr. Vielen Patienten scheint es leichter zu fallen, über ein körperliches Leid zu klagen, als sich schmerzhafter Gefühle bewusst zu werden, von denen unbewusst angenommen wird, sie seien nicht zu ertragen (containen). In ihrer Gegenübertragung ent-*halten* TherpeutInnen häufig diesen verdrängten Teil der Persönlichkeit, den Patienten via projektive Identifizierung bei ihnen deponiert haben. Sie können die abgespaltene Wut eines Patienten – beinahe wie einen Fremdkörper – in sich wahrnehmen und müssen darauf achten diesen Resonanzaffekt nicht unmodifiziert zu kommunizieren. Vielmehr muss dieses affektive Rohmaterial so weit verdaut werden, dass als Endprodukt eine therapeutische Intervention entstehen kann, die für den Patienten verträglich und hilfreich für seine Entwicklung ist.

Fallskizze 1

Eine 23-jährige Biologiestudentin meldet sich, weil sie mit ihrem Studium nicht weiterkommt, Hausarbeiten und Prüfungen lange aufschiebt und insgesamt den Eindruck hat, dass ihr Leben – auch im Hinblick auf Beziehungen – stagniert. In der ersten Phase der Analyse beginnt die sie ausnahmslos jede Sitzung mit einem von Seufzern begleiteten Bericht darüber, wie »müde« und »erschöpft« sie heute sei, und fügt dieser Schilderung häufig die Aufzählung diffuser körperlicher Beschwerden hinzu (»Ich hab so ein komisches Ziehen im Bauch«, »mir ist irgendwie schwindelig«, »ich habe so einen Druck im Kopf« etc.). Mehrere Arztbesuche ergeben keine Befunde. Die »Müdigkeit« inklusive ihrer »Begleitsymptome« bleibt dennoch die beliebteste Erklärung für ihre Trägheit und das Zurückfallen im Studium. Alles, so scheint es, lässt sich daran festmachen. Auf meine Frage, woher ihrer Meinung nach so viel Müdigkeit in so jungen Jahren herrühren könnte, antwortet sie mit Kurzreferaten über den Hormonhaushalt, den weiblichen Zyklus und den Einfluss klimatischer Faktoren auf den menschlichen Stoffwechsel. In meiner Resonanz werde ich zunehmend ungeduldiger und verärgerter; die Patientin behält diese Flachheit im Affektausdruck jedoch in den ersten Monaten der Behandlung durchgehend bei. Wäre ich meinen unmittelbaren Impulsen gefolgt, hätte ich sie wohl strenger und direkter mit diesem, für mich quälerisch-gleichförmigen Widerstand konfrontieren müssen und hätte damit womöglich die therapeutische Beziehung aufs Spiel gesetzt. Ich entscheide mich dafür, ihr diese »Müdigkeit« erst einmal zu lassen, lade sie aber wiederholt ein, durch Assoziationen dieses Phänomen mit mir genauer zu untersuchen und sich nicht so schnell mit einfachen Erklärungen zufriedenzugeben. Nach zwei bis drei Monaten verändert sich allmählich der Duktus der Patientin. Ihre Berichte werden stimmungsvoller und dadurch stimmiger. Sie scheint mir jetzt mehr zu vertrauen. Ihre Assoziationen »erwachen zum Leben« und machen vielfältige und ambivalente Gefühle zu anderen Personen, insbesondere zu ihren Eltern sichtbar. Nach und nach gelingt es ihr selbst, Verknüpfungen zwischen ihrer unbefriedigenden Lebenssituation und ihren für sie oft vernebelten oder überdeckten emotionalen Zuständen herzustellen, die, wie sich zeigt, aufs Engste damit verbunden sind. Es gelingt, die ominöse »Müdigkeit« als einen Code zu verstehen, der nicht immer, aber doch sehr oft eine heftige Frustrationsaggression sowie einen umfassenden Protest gegen elterliche Leistungsanforderungen ausdrückt, denen die Patientin sich noch nicht anders entgegenstellen kann als durch die vor sich selbst versteckte Verweigerung von Leistung. Analog dazu hat sich die Patientin am Beginn der Analyse ihrem Analytiker verweigert und ihm nicht das geboten, was dieser gerne haben wollte, nämlich eine frei assoziierende und mit ihren Gefühlen bestens in Kontakt stehende Patientin.

Die Schwäche beim Symbolisieren von Affekten und Selbstzuständen betrifft, wie das Beispiel dieser jungen neurotischen Patientin zeigt, längst nicht nur psychosomatische Patienten im engen Sinne. Relativ unabhängig von der konkreten Diagnose zeigt sich bei zahlreichen Patienten eine nur sehr eingeschränkte Fähigkeit eigene Gefühlszustände zu artikulieren bzw. eine Tendenz den

Emotionsausdruck durch das Sprechen über körperbezogene Zustände zu ersetzen. Nicht selten begegnet man als Kliniker jener Form des Widerstands, bei der Patienten ihr emotionales Erleben sofort in die Sphäre des Physischen verschieben. Traurigkeit, Niedergeschlagenheit, depressive Verstimmtheit oder Wut werden in solchen Fällen beispielsweise mit einem unspezifischen Erleben von Müdigkeit assoziiert oder gerne auch mit dem Wetter erklärt. Die Mystifizierung oder Überbewertung der Wirkung (und Nebenwirkung) von Antidepressiva, selbst in niedrigster Dosierung, dient häufig demselben Zweck: der Verleugnung des eigenständigen Psychischen durch seine Reduktion auf Körperprozesse. Damit ist keineswegs gesagt, dass Schlafmangel, Klima oder Antidepressiva *keinen* Einfluss auf die emotionale Verfassung hätten. Vielmehr geht es bei der Resomatisierungsabwehr darum, dass keine emotionalen Faktoren von Bedeutung sein *dürfen*, weil ihre affektive *Unverdaulichkeit* gefürchtet wird. Ein anderer Fall wären alexithyme Patienten, sozusagen Gefühlslegastheniker, die einer Art Alphabetisierung ihres Gefühlsausdrucks bedürften, weil sie schwer dazu in der Lage sind Emotionen »zu lesen« und sie daher als rein körperliche Zustände missverstehen. Hypochondrische Patienten verdecken mit der übertriebenen Körperbezogenheit und -aufmerksamkeit oft einen tiefer liegenden psychodynamischen Konflikt. Mancher narzisstische Patient, der im Gegensatz dazu wenig bis keinen Zugang zu leibbezogenen Erlebensweisen hat, behandelt seinen Körper häufig wie eine »Maschine«, die wie selbstverständlich zu funktionieren hat, und ist zutiefst entsetzt, wenn das einmal nicht der Fall ist. Sterblichkeit, Vulnerabilität und Krankheit werden zugunsten übersteigerter Leistungsbezogenheit verleugnet. Hinzuweisen wäre zudem auf Phänomene der *Körperdissoziation* (vgl. Hirsch, 2010), die man häufig bei Traumapatienten und/oder Patienten mit Persönlichkeitsstörung antreffen kann: Der eigene Körper wird im Extremfall wie ein lebloser äußerer Gegenstand behandelt. Die bekannteste Erscheinungsform von psychogener Entkörperlichung dieser Art stellt das berühmte »Ritzen« vieler Borderline-Patienten dar, die auf diese Weise traumatische Gewalterfahrungen am abgespaltenen Körper lokalisieren können, um das Gesamtselbst vor dem Wiedereindringen von traumatischem Ohnmachtserleben zu schützen (vgl. ebd.).

Abschließend sei in diesem Kapitel noch einmal unterstrichen, welch große Bedeutung Bion jenen sehr nahe am Physischen entlanglaufenden emotionalen Erfahrungen zuschreibt, die das Kleinkind bei der Nahrungsaufnahme macht, denn diese sind aus seiner Sicht *maßgeblich* für die Entwicklung reifer Denkprozesse verantwortlich (vgl. Bion, 1992b, S. 114). Davon ausgehend entwickelt er die Hypothese von der Psyche als komplexes, sozusagen vom Körper angelerntes Verdauungssystem, das nur im wachstumsförderlichen Austausch mit der Mutter, das heißt *nur über den Weg des Interaktionellen*, zu voller Funktionsfähigkeit heranreift. Hier ließe sich im Übrigen ein direkter Bogen zu neueren Erkenntnissen rund um das sogenannte enterische Nervensystem oder Darmnervensystem spannen, das manchmal auch als »Bauchhirn« oder »Darmhirn« bezeichnet wird. Der Neurobiologe Michael Gershon (2001) hat mit seinem Buch *Der kluge Bauch – Die Entdeckung des zweiten Gehirns* die beeindruckende Erkenntnis populär gemacht, dass das gastrointestinale System über vier- bis fünfmal so viele Nervenzellen wie das Rückenmark verfügt. Er vertritt darin die These, dass dieses »viszerale Gehirn« ein selbstständig funktionierendes – und keineswegs nur peripheres – Nervensystem darstellt, das für unseren Gemütszustand und für das Verständnis psychosomatischer Erkrankungen sogar bedeutsamer ist als das »zerebrale Gehirn«. »Aus dem Bauch heraus« zu handeln bedeutet nach Gershon keineswegs eine Trübung der Vernunft, sondern stellt womöglich einen sinnvollen Gebrauch unseres »Hirns im Darm« dar. Zudem müssten neurobiologische Erklärungsansätze für seelische Störungen wie zum Beispiel die Depression erneuert werden, denn diese Volkskrankheit könnte stärker mit dem Serotoninstoffwechsel des Verdauungstrakts als mit jenem des Gehirns korrelieren.

Trotz dieser überzeugenden psychosomatischen Zusammenhänge kann die Verdauung kein hinreichendes Modell für die Beschreibung der menschlichen Psyche sein, sondern in diesem Zusammenhang höchstens einen Gesichtspunkt darstellen. Je weiter der Desomatisierungsprozess im Zuge der einzelmenschlichen Entwicklung (Ontogenese) fortschreitet und je komplexer sich das Psychische vom Organischen ausdifferenziert, desto weniger befriedigend ist ein Erklärungsansatz, der sich allein auf die Idee vom psychosomatischen Verdauungstrakt stützt. Dessen ist sich auch Bion bewusst und er changiert in der Formulierung seiner Container-Theorie immer wieder zwischen verschiedenen Blickpunkten. Diesen Wechsel wollen wir mitvollziehen, wenn wir im Folgenden das Verdauungsmodell verlassen und zum Blickpunkt des Traums übergehen.

Containing als Traumarbeit

Auf einem klassisch-psychoanalytischen und weniger physiologischen Terrain interpretiert Bion Containing als einen Vorgang, den man sich quasi identisch mit Freuds Begriff der *Traumarbeit* vorstellen müsse, die nicht mit der psychoanalytischen Arbeit an Träumen zu verwechseln ist. Vielmehr sind unter Traumarbeit alle nichtbewussten psychischen Prozeduren und Operationen (Verdichtungen, Verschiebungen etc.) zu verstehen, die aus körperlichen Reizen, Tagesresten und latenten Gedanken (verpönten Wünschen, Ängsten etc.) einen manifesten Traum herstellen (vgl. Laplanche & Pontalis, 1973, S. 519). Die Traumbildung oder Traumproduktion bei Freud »ist ein zustandsabhängiger Vorgang« (Leuschner, 2008, S. 762), der an den Schlaf gekoppelt ist – und genau an diesem entscheidenden Punkt schlägt Bion in seiner Traumtheorie ganz neue Wege ein. Ähnlich wie zuvor bei der Verdauung fasst er das *Träumen* nicht als Sonderform, sondern als *Grundmodell der Arbeitsweise der menschlichen Psyche* auf. Bei diesem Verständnis des Träumens geht es nicht mehr um die Erfüllung unbewusster Wünsche, sondern das Träumen erhält eine konstitutive Funktion für das Seelische. Der Traumbildungsprozess gehört für Bion – und das ist eine durchaus überraschende Sichtweise – zum Realitätsprinzip, nicht zum Lustprinzip. Die in diesem Sinne fundamental gedachte Traumfähigkeit ist eine überlebenswichtige Funktion jeder intakten Persönlichkeit, weil sie deren Integrität und Kohärenz gewährleistet bzw. das Selbst vor der Fragmentierung bewahrt.

Geträumt wird aus dieser Sicht immer und überall, nicht nur im Schlaf und auch nicht nur bei sogenannten Tagträumen im engeren Sinn. Nach Bion müssen Affektzustände und Erfahrungen aller Art zunächst *geträumt* werden, egal »ob nun im Schlafen oder im Wachen« (Bion, 1992b, S. 63). Erst durch das Träumen werden aus diesem Rohmaterial der Erfahrung mental repräsentierbare psychische Gebilde, über die man nachdenken oder sprechen kann. Wenn der Säugling beginnt seine Unlustgefühle (Hunger, Unruhe etc.) mit einem beruhigenden inneren Bild von der Brust zu verknüpfen, ist er nicht mehr einem gänzlich *namen- und bilderlosen Grauen* ausgeliefert. Er kann die temporäre Abwesenheit von Befriedigung besser ertragen, weil er die ängstigende Leerstelle mit der inneren Imagination der Brust füllen kann. Dies wäre die früheste Form eines Traums, der im Laufe unserer Entwicklung immer komplexere, abstrakte und später auch sprachlich-symbolische Formen annimmt. Den Bericht einer meiner Patienten über seine missglückte Beziehung könnte ich folglich ebenso als Traum verstehen, der (mehr oder weniger verarbeitete) Erlebnisse in einem sinnhaften psychischen Gebilde bzw. in einem Narrativ zusammenhält (contained). Durch das Bilden einer derartigen Erzählung muss das emotionale Substrat, das die Erzählung angeregt hat (in diesem Fall ein heftiger Trennungsschmerz), nicht ständig in voller Intensität wiedererlebt werden, sondern kann teilweise unbewusst bleiben. Bewusst zugänglich hingegen ist eine bedeutungsvolle Geschichte über eine Beziehung, die eine Abstraktion von konkreten emotionalen Erfahrungen in dieser Beziehung darstellt. Selbstverständlich wären auch Berichte von Patienten über ihre nächtlichen Träume als klinische Manifestationen des Träumens zu verstehen, allerdings stellen diese Traumerzählungen nur eine von vielen denkbaren Formen des Träumens dar.

Im Übrigen hat das neue Traummodell Bions auch kulturtheoretische Implikationen: Menschliche Gemeinschaften haben immer schon Mythen erschaffen und tradiert. Der Mythos übernimmt für die Gruppe exakt dieselbe Funktion wie eine durch Traumarbeit generierte Erzählung für den Einzelnen. Man könnte sagen, dass Mythenbildung die Traumarbeit einer Gruppe widerspiegelt. Der Mythos enthält (contained) den Versuch einer Gruppe, bestimmte Erfahrungen in einer chronologischen Erzählstruktur anzuordnen bzw. sich selbst über wichtige Erlebnisse ihrer Geschichte Aufschluss zu geben. Diese Sichtweise hat auch Relevanz für die Psychotherapie in Gruppen oder für die therapeutische Arbeit mit Familiensystemen, da jede Gruppe stets versucht eine Erzählung über sich selbst, über ihren Ursprung und ihren Sinn, über ihre

Mitglieder und deren Beziehungen zueinander zu erschaffen bzw. immer wieder nachträglich umzuschreiben – so wie auch Mythen im Laufe der Geschichte verschiedenste Abwandlungen erfahren. Dieser Gedanke erinnert stark an die Idee des *Familienskripts* aus der systemischen Therapieschule, ein Netzwerk von Schemata, das von allen Mitgliedern der Familie geteilt wird und das innere Modelle über das Zusammensein und die Rollen in dieser Familie beinhaltet (vgl. Stevenson-Hinde, 1990).

Durch diesen schöpferischen Bildungs- und Umbildungsprozess, dem rohe Körperzustände, Sinneseindrücke und emotionale Erfahrungen ständig unterworfen werden, kann das Wachbewusstsein vom Erleben unverdauter unbewusster Inhalte getrennt gehalten und somit vor ständiger Überwältigung – und das heißt: vor psychotischem Erleben – geschützt werden. Was in Freuds Traumlehre noch hauptsächlich unter dem Banner von Zensur und Widerstand steht, wird bei Bion nun als ein konstruktiver bzw. kreativer Prozess begriffen, der das Bewusste und das (dynamische) Unbewusste trennt und erst dadurch diese zwei verschiedenen Qualitäten hervorbringt. Bewusstes und Unbewusstes existieren für Bion nicht an sich oder a priori, es handelt sich dabei nicht um statische »Dinge« oder erratische Blöcke, sondern um eine sich ständig vollziehende dialektische Bewegung: Alle mentalen Phänomene müssen durch das Träumen immer wieder aufs Neue in bewusste und unbewusste Aspekte differenziert werden, erst diese Differenzierung erschafft das Bewusste und das Unbewusste. Eine hinreichend stabile Psyche verfügt über einen durch das Träumen gewährleisteten *selektiven Übergang* von bewusst zu unbewusst und vice versa. Grundfunktionen wie Gedächtnis und Erinnerung hängen von der Intaktheit und der angemessenen Durchlässigkeit (Permeabilität) dieser psychischen *Membran* ab. Aber auch die Fähigkeit, irgendetwas aus Erfahrung zu lernen, ist daran gebunden. Bion nennt als Beispiel ein Kind, das im Begriff ist das Gehen zu lernen. Zunächst wird es dabei ungeschickt und behäbig wirken, auch weil das Ausprobieren von etwas Neuem vom Kind verlangt, dass es jede Bewegung im Hier und Jetzt Schritt für Schritt aufmerksam und bewusst vollzieht. Mit der Zeit wird der größte Teil der Operation »Gehen« unbewusst sein und wie automatisiert ablaufen. Etwas zu lernen bedeutet eine sinnvolle Differenzierung von bewusst und unbewusst vorzunehmen, das heißt, um des Denkens oder Tuns willen manches vergessen zu können. Würden wir uns etwa während des Fahrradfahrens permanent aller Mikroabläufe gewahr, die an unserer Bewegung beteiligt sind, könnten wir nur extrem langsam vorankommen. Wären wir uns zudem *aller* denkbaren Unfälle, Gefahrenpotenziale oder Verletzungsrisiken bewusst, wäre das Fahrradfahren gänzlich unmöglich für uns. Wenn wir nichts mehr verdrängen können, sind wir von Affekten paralysiert. Eine intakte, selektive Traum-Membran verhindert, dass Elemente ins Bewusstsein gelangen, die in einer bestimmten Situation irrelevant für die Erfassung der Realität sind und dadurch einen verwirrenden Effekt hätten. Noch deutlicher werden diese Probleme, wenn wir sie auf unser Beziehungsleben übertragen. Ohne eine funktionierende Membran würden wir im Kontakt mit anderen stets von unkontrollierten, unzensierten und hochgradig affektgeladenen Fantasien über andere Personen überschwemmt. Immer wieder erleben Borderline-Patienten ihre Therapeuten in bestimmten Situationen als durch und durch bösartige Aggressoren; eine selbst vorgenommene, realistische »Korrektur« dieser Bilder vom anderen scheint kaum möglich. Streng genommen wäre hier gar nicht mehr von Kontakt zu sprechen, da der andere als solcher kaum mehr wahrgenommen wird; er ist vollends als Träger unbewusster Projektionen funktionalisiert. Aber auch im umgekehrten Fall gäbe es negative Konsequenzen für die Beziehung zu anderen: Eine zu »realistische«, sprich gänzlich traum- und fantasielose Beziehung zu einer Person lässt uns den anderen im Extremfall nur als unbeseelten Körper betrachten, der Naturgesetzen wie der Schwerkraft unterworfen ist. Eine in diesem Sinne »hyperrealistische« Sicht neutralisiert und zerstört damit die emotionale Verbindung zu inneren Objekten, die lebendige zwischenmenschliche Beziehungen erst ermöglicht (vgl. Bion, 1992b, S. 73f.).

Die uneingeschränkte, freie Fluktuation oder der inkohärente Strom von Elementen aus dem Unbewussten ins Bewusstsein (und vice versa) wäre als schwer pathologischer Zustand zu bewerten. Während sich Patienten mit neurotischen Störungen »nur« durch ihre mangelnde Fähigkeit auszeichnen, sich Verdrängtes bei Bedarf ausreichend bewusst zu machen, um aus neurotischen Wiederholungszwängen auszusteigen, sehen sich psychotische und manche Borderline-Patienten mit einer noch schwerwiegenderen inneren Situation konfrontiert, die sich nach Bion durch die Unterschiedslosigkeit von bewusst und unbewusst auszeichnet. Klinische Zustandsbilder solcher Patienten beschreibt er an verschiedenen Stellen seines Werks. Ein psychotischer Patient, der während einer Sitzung nicht dazu in der Lage ist irgendeinen inneren oder äußeren Reiz zu ignorieren, leidet genauso am Fehlen dieses selektiven Übergangs bzw. dieser Traum-Membran wie ein schizoider Patient, der in einer Sitzung die Tendenz hat, überhaupt nichts zu empfinden. Die Psyche des psychotischen Patienten ist permanent reizüberflutet und kann deshalb keinen sinnvollen Kontakt mit der Realität aufrechterhalten. Der Patient schweigt deshalb länger oder drückt durch einen Erguss zusammenhangloser Redewendungen, Bilder und Halluzinationen einen tiefen Verwirrtheitszustand aus. Bion zieht theoretische Schlüsse aus seiner klinischen Erfahrung und betreibt Theoriebildung aus der Gegenübertragung:

> »Ich nahm deswegen an, daß ich der Behälter eines Teils seiner Persönlichkeit war, wie etwa seiner Gesundheit oder des nichtpsychotischen Teils seiner Persönlichkeit. […] [U]nd dann fiel mir allmählich auf, daß von mir erwartet wurde, mir dessen bewußt zu sein, was vor sich ging, während er sich dessen nicht bewußt war. Ich war (enthielt) sein ›Bewußtsein‹« (Bion, 1992b, S. 66).

Der schizoide Patient, der gänzlich gefühllos erscheint, kann sich zwar augenscheinlich vernünftig artikulieren, hat aber keinen genügenden Kontakt zu seinen Emotionen, was ein scheinrationales Denken hervorbringt, »das durch einen eigentümlichen Mangel an Resonanz gekennzeichnet ist. Was er klar und in artikulierter Sprache sagt, ist eindimensional. Es hat keine Ober- oder Untertöne von Bedeutung. Der Zuhörer bekommt Lust zu sagen: ›Na und?‹« (ebd., S. 61). Der Analytiker wird in diesem Fall zum Behälter für das Unbewusste, zum Reservoir der Affekte und Fantasien, derer ein Patient sich nicht gewahr werden kann.

> Dazu passt das Beispiel jenes Mannes mittleren Alters mit schizoiden Persönlichkeitszügen, der wegen Schlafstörungen bei mir zum Erstgespräch erscheint. Auf meine übliche Frage nach

> wichtigen Beziehungen in seinem Leben spricht er zwar über andere Menschen, in seiner nüchternen Beschreibung klingen diese Personen jedoch wie leblose Gegenstände, wie Pappkameraden, die alle gleich weit von ihm entfernt zu sein scheinen.

Die Persönlichkeit strukturell gestörter Patienten kann den Unterschied von bewusst und unbewusst nicht ausreichend integrieren, sondern nur durch Spaltung und Projektion in ein Objekt organisieren. Diese schwer schizoiden und schizophrenen Patienten befinden sich Bion zufolge in einem Zustand, in dem sie weder einschlafen noch aufwachen können, insofern das Wachsein und das Schlafen im Modus der Psychose ganz anders verstanden werden müssen als bei nicht-psychotischen Persönlichkeiten. Auch in meinem Beispiel leidet der Patient an Schlafstörungen, die für ihn keinerlei erklärbare Ursache haben. In der *Traumdeutung* bemerkt Freud, dass der Traum der *»Wächter des Schlafes, nicht sein Störer«* sei (Freud, 1900a, S. 239, Hervorh. i.O.), beispielsweise wenn die Traumarbeit äußere Umweltreize oder Körpersensationen, die während des Schlafens wahrgenommen werden, in die Traumerzählung einflicht, damit wir nicht erwachen müssen. Mit Bion könnten wir dieser Aussage über die Wächterfunktion zustimmen, müssten allerdings ergänzen: Das Träumen ist der Wächter des Schlafes *und* des Wachseins und es ist der Garant dafür, dass es einen Unterschied zwischen beiden Bereichen gibt, damit wir nicht verrückt werden. Die Bedrohung, wegen der wir bewacht werden müssen, ist ein entdifferenziertes und unkontrolliertes Erleben aller inneren und äußeren Stimuli, aller Körperprozesse und Affekte, ein völlig strukturloser Zustand. Bion legt nahe, dass die Klammer oder der Container, die diesen Zustand im Zaum halten (containen), auch als *Ich* beschrieben werden könne (vgl. Bion, 1992b, S. 72), wenngleich er diesen Begriff wegen seiner bewusstseinspsychologischen Implikationen eher vermeidet.

Ähnlich wie das Verdauungsmodell hat auch Bions Traumtheorie einen interaktionellen Kern. So ist die Psyche des Kleinkindes, mangels eigener Kapazitäten, vollends auf die Fähigkeit der Mutter angewiesen, die seine Affekte *träumt* und dadurch in sinnvolle mentale Gebilde umwandelt. Als *Rêverie* – in der deutschen Fassung von Krejci (1992b) mit »träumerische Gelöstheit« oder

»träumerische Einfühlung« übersetzt – bezeichnet Bion jene entspannt-aufmerksame Geistesverfassung, in der eine Mutter sich in optimaler Weise für die projektiven Identifizierungen ihres Kindes öffnen kann und sich von diesen Projektionen wiederum zu eigenen Träumereien und Fantasien über das Kind anregen lassen kann: Wie fühlt sich das Kind und was macht es gerade durch? Was wird aus ihm eines Tages für eine Person werden? Was für eine Familie sind wir gemeinsam? Mit ihrer – vom interaktiven Austausch mit dem Kind ausgehenden – Fantasietätigkeit erschafft die Mutter Geschichten, die dem Kind verbal und nonverbal kommuniziert werden; diese Träumereien, die das Kind noch nicht vollumfänglich versteht, bilden die notwendige geistige Nahrung, die nebst materieller Versorgung dringend für den phasengerechten Aufbau einer reifen psychischen Struktur benötigt wird. Bemerkenswert ist der Hinweis Bions, dass dieser *Rêverie*-Zustand der Mutter im Optimalfall nicht nur mit ihrer Liebe für das Kind, sondern auch mit der Liebe für dessen Vater verknüpft ist. Auf welche Art der Vater in der Fantasie der Mutter repräsentiert ist, spielt für spätere Trennungs- und Individuationsprozesse, bei denen die Mutter-Kind-Dyade allmählich um das »Dritte« erweitert wird, eine bedeutende Rolle. Bereits Melanie Klein sah Frühformen des Freud'schen Ödipuskomplexes schon ab dem Zeitpunkt der Geburt wirksam und später entstandene Theorien der Triangulierung (vgl. Grieser, 2015) bauen immer wieder auf diesen Ideen einer väterlichen Repräsentanz im Fantasie- und Traumerleben der Mutter auf. Genauso können Väter ihren Kindern eine bestimmte Repräsentanz respektive einen bestimmten Blick auf die Mutter und das Mütterliche vermitteln.

Eltern, die ihre Träumereien, nicht oder nur ungenügend mit der Liebe zu Kind und Partner verbinden, können unter Umständen die Reifung des Kindes behindern. Solche Erziehungspersonen können keine die Entwicklung fördernden Narrative für ihre Kinder träumen, weil sie deren Verhalten nur sehr schwer verstehen. Ahlheim (2011, S. 85) berichtet in einem kurzen Fallbeispiel aus der Elternberatung von einer Mutter, die – vermutlich aufgrund einer Empathie- und Persönlichkeitsstörung – nicht dazu in der Lage ist den »explorierenden Tatendrang« ihres Sohnes angemessen zu interpretieren. Aus diesem Grund erlebt sie »das Abtasten des mütterlichen Gesichts, den Griff nach ihrer Brille, ihren Haaren« als »aggressive Angriffe« des Säuglings, nicht als eine interessierte Erkundung. Entsprechend dieser ver-rückten Narration fällt die Reaktion der Mutter in diesen Situationen überwiegend verstört, ratlos und irritiert aus. Das Kind wird sich mit seinen Regungen immer wieder von ihr abgelehnt fühlen; zudem werden die negativen Selbstzustände der Mutter vom Kleinkind unwillkürlich aufgenommen und können seine Entwicklung empfindlich stören.

Eine andere Patientin, eine in Scheidung lebende Mutter, berichtet mir in einer Sitzung davon, dass ihr Ex-Mann sie enttäuscht habe, dass sie sich einsam und verlassen fühle und dass sie ohnehin *nur* von ihrer Tochter bedingungslos geliebt werde. In dieser Darstellung wird spürbar, dass die Patientin ihr Kind stark für eigene emotionale Bedürfnisse vereinnahmen muss. Diese Narration der Ausschließlichkeit, die sie nolens volens auf verschiedenen Kanälen auch dem Kind transportieren wird, kann zur Hemmung früher Triangulierungsprozesse und damit zur Beeinträchtigung der Autonomieentwicklung der Tochter insgesamt beitragen.

Rêverie ist nach Bion ein wichtiger Faktor für eine psychoanalytische Haltung, ohne den Containing in der Praxis nicht gelingen kann. Cartwright (2010, S. 49) betrachtet Rêverie gar als *die* klinische Manifestation der Container-Theorie. Rêverie erlaubt die Verbindung zweier Seelen auf vorbewusster Ebene, indem der träumerische Analytiker seine Ich-Grenzen lockert und die Entstehung eines intersubjektiven Traums zulässt. Bion erweitert damit das berühmte Konzept von der *gleichschwebenden Aufmerksamkeit*. Für Freud stellt diese eine Weise des Zuhörens dar, bei der Psychoanalytiker davon absehen, sich an ihren Neigungen, Erwartungen oder Theorien zu orientieren, um sich ganz ihren unbewussten inneren Regungen zu überlassen. Diese nicht gelenkte und möglichst von Absichten befreite Aufmerksamkeit bildet in Freuds Verständnis den Receiver für die Übertragung des Patienten. Es gehört zu den grundlegendsten Elementen der psychoanalytischen Haltung, dass die Assoziationen von Analysanden nicht nur auf der Ebene des Inhalts logisch nachvollzogen werden, sondern auf der nonverbalen, subtextuellen und emotionalen Ebene wahrgenommen und als Beziehungsangebot bearbeitet werden. Das erfordert eine Art des Zuhörens, die nicht auf das Verstehen des Inhalts fixiert bleibt. Mit der gleichschwebenden Aufmerksamkeit betont Freud eher passiv-rezeptive Aspekte. Der Begriff der *Rêverie* hingegen will die innere Aktivität des Therapeuten beschreiben, der auf das Material des Patienten seinerseits mit Träumereien und Fantasien reagiert. Donald Meltzer, ein Schüler Bions, hat sein diesbezügliches Erleben gegenüber Patienten während einer Sitzung prägnant formuliert: »Während ich deinem Traum zuhörte, hatte ich einen Traum« (Meltzer, 2009, S. 90, Übers. G. C.). Das träumerische Nachsinnen des Analytikers findet nicht nur in seiner einfühlenden Haltung seinen Ausdruck, sondern auch in seinen Interpretationen der Innenwelt des Patienten, die ebenfalls wie traumähnliche Erzählungen betrachtet werden können. Diese Position Bions hat auf verschiedene Weise Eingang in den psychoanalytischen Diskurs der Gegenwart gefunden. Immer wieder stößt man dort auf die Idee, dass die gesamte analytische Sitzung, der gesamte Dialog zwischen Therapeut und Patient als gemeinsam geträumter Traum konzeptualisiert werden könne (vgl. Ferro, 2014). In zeitgenössischen Debatten zur sogenannten intersubjektiven oder relationalen Wende in der Psychoanalyse findet man den Begriff der *Ko-Konstruktion*, der ebenfalls einen kreativen Prozess beschreibt, in dem Therapeut und Patient interaktionell sinn- und bedeutungsvolle Zusammenhänge erschaffen anstatt solche objektiv vorzufinden (vgl. Bettighofer, 1994).

Die klassische psychoanalytische Traumdeutung, die dem im Schlaf geträumten und später, während einer Sitzung, in Bruchstücken mitgeteilten Traum eine *Sonderstellung* (vgl. Greenson, 1970) in der psychoanalytischen Behandlung einräumt, wird dadurch verworfen. Ein Traum, der in einer Stunde erzählt wird, ist im Grunde nicht anders zu behandeln als andere spontane Einfälle des Patienten oder Geschichten aus seinem Alltag. Es gelte sozusagen das Vieldeutige, das Verdichtete und das Rätselhafte in allen Erzählungen des Patienten zu erblicken. Die äußere Realität (die dem Analytiker ohnehin nur so weit bekannt ist, wie der Patient sie subjektiv verarbeitet) würde uns dann insgesamt traumhafter erscheinen und konkrete Traumerzählungen wären nichts anderes als eine von mehreren gleichwertigen Weisen, wie Patienten ihre psychische Realität in der Sitzung darstellen. Aus dieser Perspektive wäre der Traum realitätsnäher und die Realität traumähnlicher als gewöhnlich angenommen.

Vor diesem Hintergrund können wir jetzt besser verstehen, warum Bion mit seinem Verdauungs- und Traummodell des Psychischen das Alltagsverständnis über die Entstehung von Albträumen aufgreift und neu schreibt. Eine volkstümliche Theorie des Albtraums besagt, dass man vor dem Schlafengehen nicht zu schwer essen sollte, da man Verdauungsstörungen bekommen kann, und Verdauungsstörungen würden nachts auch Albträume verursachen. Bion stellt sich einen schlafenden Patienten vor, der in Panik gerät, weil er *keinen* Albtraum haben kann. Der Patient kann »weder aufwachen noch wieder einschlafen; er hat seitdem ständig eine geistige Verdauungsstörung« (Bion, 1992b, S. 54). Es wird wiederum deutlich, dass das Träumen im erweiterten Sinne – unangenehme Träume oder Albträume zählen dazu! – dafür verantwortlich ist, unsere Erfahrungen zu verdauen und (in bewusst und unbewusst) zu sortieren. Manche Elemente der Erfahrung werden beim Träumen für die Speicherung im Gedächtnis und damit für das temporäre und konstruktive Vergessen vorbereitet. Andere Elemente werden in eine einigermaßen kohärente Anordnung gebracht, damit sie für unser bewusstes Erleben die Form eines sinnvollen psychischen Gebildes (z. B. Erinnerungen, Bilder, Szenen, Geschichten) erhalten. Die Panik des Patienten in diesem Beispiel soll hier jenen psychotischen »Zwischenzustand« ausdrücken, bei dem die Traumarbeit (und damit auch die Fähigkeit einen Albtraum zu produzieren) außer Kraft gesetzt ist.

Containing – ein anderes Wort für »denken«?

Mithilfe des *Verdauungsmodells* konnte Bion das Containing als einen sehr früh im Leben auftretenden, einerseits körpernahen und andererseits interpersonell organisierten psychischen Prozess begreifen, bei dem erste emotionale Erfahrungen mithilfe eines anderen Menschen metabolisiert werden müssen, um psychisches Wachstum zu ermöglichen. In seiner Version als *Traumarbeit* verweist Containing auf den Entstehungsprozess und auf die Funktion komplexerer mentaler Gebilde wie Fantasien, Vorstellungen und Narrationen. Mit diesen Grundlagen können wir nun – wie Bion es im Sinne hatte – das Containing letztlich im Kontext einer psychoanalytischen *Theorie des Denkens* situieren.

Dafür muss man sich zunächst einer unseren gewohnten Vorstellungen über unser Denken zuwiderlaufenden Grundannahme nähern, denn das Denken beginnt nicht erst wie häufig angenommen beim denkenden Subjekt, das Gedanken produziert, nicht beim *cogito ergo sum* von René Descartes. Bion geht vielmehr davon aus, »daß ›Gedanken‹ dem Denken epistemologisch vorausgehen und daß das Denken als Methode oder als Apparat entwickelt werden muß, um sich mit ›Gedanken‹ zu beschäftigen« (Bion, 1992b, S. 137f.). In anderen Worten: Gedanken existieren früher als jene mentalen Strukturen, die das Subjekt benötigt, um Gedanken zu *denken*, zu verarbeiten, zu ordnen oder zu neuen, komplexen Gebilden zu kombinieren. Gedanken gibt es, bevor es den Denker gibt. In dieser merkwürdig paradoxen Hypothese Bions steckt eine zentrale Unterscheidung, nämlich jene zwischen Gedanken und dem Gebrauch, den wir als Denkende davon machen können. Und diese Unterscheidung ist wiederum strukturell analog zum Paar Container-Contained zu begreifen, bei dem entwicklungstheoretisch betrachtet das »zu Haltende« (Contained) ebenfalls schon da ist, bevor es einen entsprechenden »Behälter« (Container) gibt. Ein vielfältiges Repertoire an Möglichkeiten Gedanken zu gebrauchen – zum Beispiel zur Bildung komplexer wissenschaftlicher Theorien – kommt uns erst im Erwachsenenleben zu. Wenn wir auf die emotionale Welt des Säuglings blicken, der noch nicht ausreichend zwischen sich selbst und der Außenwelt unterscheidet, finden wir Mechanismen der Ausstoßung (Projektion) als erste Form der geistigen Aktivität, was weiter oben beschrieben wurde. Das Kind, das noch über keine ausdifferenzierte seelische Struktur verfügt, ist, wie bereits gezeigt werden konnte, auf andere Menschen als Behälter angewiesen, die seine ersten »ungedachten Gedanken« an seiner statt denken. Die Mutter etwa kann in feinfühliger Abstimmung mit dem Kind seine bedrohlichen Fantasien auffangen und mit beruhigenden Botschaften beantworten, deren Inhalt in etwa so lauten könnte: »Deine schlechten Gefühle gehen vorüber, deine Bedürfnisse werden befriedigt. Ich bin für dich da.« Wenn Bion an verschiedenen Stellen von »›Gedanken‹ auf der Suche nach einem Denker« (Bion, 2013, S. 185) spricht, so hat er nicht, wie einige Kritiker nahelegen, obskure oder mystizistische Ideen, sondern nichts weniger als die *Genese des Subjekts* vor Augen, die sich letztlich der Umbildung von emotionalen Erfahrungen verdankt. Diese »Gedanken« nötigen uns zum Denken, zwingen uns das Denken auf, ähnlich wie dem Lustprinzip durch Anforderungen der Außenwelt ein die Frustration organisierendes Realitätsprinzip aufgezwungen wird. Auch hier gilt, dass die Priorität der Gedanken gegenüber dem Denken nicht nur eine chronologische ist, sondern eine grundlegend strukturelle. Für Verwirrung sorgt, dass Bion mit »Gedanken« – ein Wort, das er fast immer in Anführungszeichen setzt – nicht nur Kognitionen in verbaler Form oder gar nur abstrakte Vorstellungen meint, sondern rudimentärste Formen mentaler Repräsentation einschließt. Primitivste und von Affekten dominierte, zunächst bildhaft organisierte Fantasien sind in diesem Sinne auch »Gedanken«. Exemplarisch kann wiederum auf das unruhige, hungrige Neugeborene hingewiesen werden, das durch wiederholtes Erleben von Befriedigung und Behagen beim Stillvorgang ein drängendes inneres Bedürfnis, eine Unlusterfahrung mit diversen Sinnesdrücken (z. B. Geruch der Mutter, audiovisuelle und taktile Eindrücke beim Stillen) zu einem mit positiven Emotionen besetzten »inneren Bild« von der Mutterbrust und später der ganzen Mutter verbinden kann, sodass das entsteht, was die Psychoanalytiker der ersten Generation Mutter-Imago genannt haben. Diese elementare Abstraktion ermöglicht es, eine vormals als unerträglich erlebte Erwartung bei Hunger leichter auszuhalten, denn das »innere Bild« von der Mutterbrust (ein »gutes Objekt«) symbolisiert ein Vorverständnis dafür, dass ein Bedürfnis gestillt werden kann und wahrscheinlich auch gestillt werden wird.

Den ersten eigenständigen Gedanken des Kindes, der durch ein solches inneres Bild symbolisiert wird, könnte man nach Bion wie folgt übersetzen: »Keine Milch!« Der erste Gedanke symbolisiert die Abwesenheit eines Dings, der Brust, deshalb ist der erste Gedanke sozusagen *nothing*, im Sinne von *no thing*. Hierin liegt der Sinn der viel zitierten »bösen Brust« aus der eigenwilligen Terminologie Melanie Kleins: »Böse« steht in diesem Fall für ein vorsprachliches Erleben des Säuglings, der die Abwesenheit der Brust und damit verbundene Entbehrung noch nicht *denken* kann, sondern von der Abwesenheit eines benötigten Objekts wie von einem namenlosen Grauen bedrängt wird. »Dieses benötigte Objekt ist ein böses Objekt. Alle Objekte, die benötigt werden, sind böse Objekte, weil sie einen darben lassen« (Bion, 1992b, S. 138). Auf dieser Entwicklungsposition wird Abwesenheit daher noch als *Präsenz von etwas Bösem* erfahren, wie eine sadistische Mutter, die das Kind seinem Hunger oder seiner Unruhe überlässt. Abwesenheit denken (und sie dadurch bewältigen können) bildet eine notwendige Zäsur in der Genese des Subjekts: Eine Befriedigungsquelle ist *aktuell* zwar nicht verfügbar, kann aber imaginiert werden; dadurch kann Unverfügbarkeit als etwas erlebt werden, was aller Wahrscheinlichkeit nach bald wieder zur Verfügung stehen wird. Erst durch das Sicherheitsgefühl, das diese »Denkleistung« möglich macht, vermag das Kind seine Fähigkeit zur Frustrationstoleranz aufzubauen, da Frustration als temporäres Phänomen relativiert wird. Das Kind macht für seine Erlebnis- und Erfahrungswelt eine bahnbrechende Entdeckung: Die Frustration durch ein nicht gestilltes Bedürfnis ist nur eine vorübergehende Erscheinung. Je öfter das Kind befriedigende und behagliche Erfahrungen – zum Beispiel bei Pflegehandlungen durch die Mutter – macht, desto seltener müssen beim Erleben von Hunger oder Unruhe archaische Angstaffekte und – damit einhergehend – projektive Identifizierungen mobilisiert werden. *Denken entsteht nach Bion aus der Negativität, aus der Erfahrung des nicht Vorhandenen.*

Von diesen primitiven Anfängen Ausgang nehmend reift unter förderlichen Bedingungen eine Denk- bzw. Containing-Funktion heran, die uns komplexe mentale Operationen und die Handhabung einer mehr oder weniger abstrakten »Welt der Gedanken« ermöglicht. Im Zuge der Entwicklung verringert sich die Abhängigkeit von einer faktisch anwesenden versorgenden Bezugsperson, weil die mütterliche Containing-Funktion Schritt für Schritt verinnerlicht wird, bis sie als Teil der eigenen psychischen Struktur integriert werden kann. Containing durchläuft gewissermaßen eine Evolution *vom ausschließlich Interpersonellen zum Intrapsychischen*, von einer realen Beziehungserfahrung hin zu einer mentalen Struktur. Werden Affektregulation und mentale Repräsentation in der frühen Kindheit vor allem noch im Rahmen symbiotischer und dyadischer Beziehungen organisiert, können sie später auch ein gutes Stück weit vom Individuum selbst übernommen werden, das nun zur eigenständigen Umbildung emotionaler Erfahrungen in der Lage ist; das ist die Voraussetzung für unsere Denkfähigkeit und für ein erfolgreiches *Lernen durch Erfahrung*. Trotz dieser Reifungs- und Internalisierungsprozesse bleiben wir, ob wir das wollen oder nicht, zeitlebens auch in interpersonelle Containing-Prozesse eingebettet und sind, was unsere seelische Integrität betrifft, mitunter von diesen abhängig.

Denken und Abstrahieren als Funktionen des intrapyschischen Containing

Wenn wir auf der Straße ein Auto an uns vorbeifahren sehen, sind wir dazu in der Lage dieses konkrete Ding als Exemplar der allgemeinen Gattung »Automobile« zu betrachten. Das versetzt uns in die Lage diese Erfahrung zu *publizieren*: Wir können anderen von dieser Erfahrung berichten und in diesem Erfahrungsbericht das Wort »Auto« wie eine Generalisierung gebrauchen, die andere Personen in ihrer Vorstellung konkretisieren und bebildern können. Die Selbstverständlichkeit dieser Fähigkeit wird erst dann fragwürdig, wenn wir uns vergegenwärtigen, was geschieht, wenn diese Fähigkeit nicht zur Verfügung steht. Bion bezieht sich auf seine klinische Erfahrung, wenn er davon spricht, dass bei manchen psychotischen Patienten »die Fähigkeit zur Abstraktion zerstört ist« (Bion, 1992b, S. 101). Ein solcher Patient gebraucht ein Wort wie »Auto« nicht in einer abstrakten, generalisierten Funktion, nicht als *Behälter* für eine vormals gemachte Erfahrung, sondern das Wort »Auto« ist in seiner momentanen psychischen Realität mit der Erfahrung vom gesehenen Fahrzeug *gleichgesetzt*. Im Einzelfall kann das implizieren, dass ein Patient im Behandlungszimmer ein Fahrzeug halluziniert, das nicht da ist, weil er nicht dazu fähig ist, Begriffe für abwesende Dinge oder verarbeitete sinnliche oder emotionale Erfahrungen zu gebrauchen.

Wenn Worte nicht (oder nicht ausreichend) von Objekterfahrungen und -eindrücken differenziert werden können, haben wir es mit einem klinischen Symptom zu tun, das man auch als *Konkretismus* bezeichnet und das nicht nur bei schweren Psychopathologien auftritt, sondern bei allen Patienten, deren Fähigkeit zur Symbolisierung aus bestimmten Gründen (z. B. Krisen, Traumatisierungen etc.) graduell unterschiedlich gestört ist. Eine leichtere Form einer solchen Symbolisierungsstörung finden wir etwa bei

Patienten, die nur sehr eingeschränkt metaphorisch denken können und für die Wörter *nichts anderes als* bestimmte Sachen bezeichnen, ohne jede affektive Resonanz und Mehrdeutigkeit. Dass klinische Symptome wie der Konkretismus mit einem erheblichen Leidensdruck verbunden sind, macht Bion deutlich, wenn er die im Englischen vorfindliche etymologische Verwandtschaft zum *concrete*, zum Beton, herausstreicht: Wenn Erfahrungen aus bestimmten Gründen nicht verdaut, geträumt oder gedacht, mit anderen Worten: nicht *contained* werden können, lasten sie auf uns wie Betonbrocken, die aufgrund ihrer Unförmigkeit, Undurchlässigkeit und Masse kaum zu *ertragen* sind. Das Er-tragen verweist darauf, dass Denken im Sinne Bions etwas mit dem Heben von Gewichten zu tun hat. Auch zu dieser Metaphorik des Tragens existiert im Englischen eine etymologische Verbindung: Das Wort *pondering* (»er-wägen«) wurzelt im Lateinischen *pondus*, »das Gewicht«. Auch wenn wir uns in einem Zustand des Abwägens befinden, versuchen wir ein Durcheinander aus Gedanken in unsere mentale Waagschale (Container) zu legen, um Ordnung und Klarheit zu schaffen und Bedeutungen zu erschließen. Wären wir dazu nicht in der Lage, würden wir ständig von der Intensität innerer und äußerer Eindrücke überrollt. Traumapatienten etwa können immer wieder von ihren unverdauten Erlebnissen eingeholt werden, sei es in Form von Flashbacks oder sei es durch plötzlich auftretendes oder durch bestimmte Stimuli (Trigger) ausgelöstes traumatisches Wiedererleben, so als geschehe ihnen etwas im Hier und Jetzt (Intrusionen).

Denken und damit die Fähigkeit zur Abstraktion entstehen aus einem Anpassungsdruck, als Reaktion auf Forderungen der äußeren (sozialen und natürlichen) sowie der inneren (affekt- und bedürfnisdominierten) Realität. Das Denken wird unserer unreifen, protomentalen Psyche »aufgezwungen« und es ist nicht das Ergebnis eines zielgerichteten evolutionären Prozesses, der den vernunftbegabten Menschen als Krone der Schöpfung hervorbringt. Ähnlich wie Freud, Nietzsche, Adorno und andere skeptische Autoren idealisiert Bion die Aufklärung nicht als endgültigen Sieg der Vernunft über das Irrationale, sondern ist überzeugt, dass die Phylogenese des Denkens, das heißt die Entwicklung des Denkens in gattungsgeschichtlicher Hinsicht, noch einen weiten Weg vor sich hat: »›Denken‹ im Sinne der Beschäftigung mit jener

Tätigkeit, die die Verwendung von Gedanken betrifft, ist selbst im Erwachsenen embryonal und muß von dem Menschengeschlecht erst noch voll entwickelt werden« (ebd., S. 140).

Intrapsychisches Containing oder: Wie lernt man die anderen kennen?

Bion ist immer wieder bemüht darauf hinzuweisen, dass der Prozess des Lernens, des Denkens bzw. der Abstraktionsbildung viel prekärer ist, wenn er auf »beseelte Objekte« abzielt. Das Denken und Repräsentieren von »toten« Dingen ist weit weniger störanfällig. Mit diesem Fokus auf unsere *Beziehungsrealität* als Ausgangspunkt unseres Denkens hebt er sich deutlich von Jean Piaget ab, der sich mit der Entwicklung von bestimmten Intelligenzbereichen beschäftigt und dabei eine kognitivistische Ausrichtung verfolgt. Die überlebenswichtige Frage aus Sicht des Kindes betrifft aber zunächst weniger die logisch-kausale Ordnung der Dinge, sondern die Frage: Wer sind die anderen? Und in der Folge: Wie stehen diese wichtigen anderen zu mir? *Das Denken beginnt mit dem Bemühen den anderen kennenzulernen.* Man kann mit einigem Recht annehmen, dass Bion den von Freud formulierten Ur-Ambivalenz-Konflikt von Lebens- und Todestrieb, von Liebe und Hass, um eine dritte Kategorie des Wissens bzw. des »Wißtriebes« erweitert, den Freud anfangs sogar selbst erwägt, aber letztlich als infantiles Sexualforschungsinteresse seiner Libidökonomie unterordnet und nicht systematisch weiterverfolgt (Freud, 1905d, S. 95).

Zur Verdeutlichung dieses infantilen Dranges zu wissen skizziert Bion eine Situation, in der ein Kleinkind wiederholt eine emotionale Erfahrung macht, *in der bestimmte Elemente konstant miteinander verbunden sind*, ein Kohärenzerlebnis: »der Anblick eines Mannes, ein Gefühl von diesem Mann geliebt zu werden, ein Gefühl diesen Mann herbeizuwünschen, ein Bewußtsein, daß die Mutter einen Satz wiederholt: ›Das ist Daddy‹. ›Da, da, da‹, sagt das Kind. ›Richtig; Daddy‹, sagt die Mutter« (Bion, 1992b, S. 119). Mit der Zeit wird das Wort »Daddy« für etwas stehen, das man Bion zufolge mit einer wissenschaftlichen Hypothese vergleichen kann, einer Annahme, dass Elemente der

Erfahrung in einer konstanten Verbindung stehen. Die Interaktionserfahrungen mit dieser Triade Mutter-Vater-Kind setzen sich fort und »das wissenschaftliche deduktive System mit dem Namen ›Daddy‹ wird zunehmend komplexer« (ebd., S. 120). Die Bildung von vielschichtigen und relativ konstanten bzw. stabilen Bildern von anderen und Erwartungen an diese anderen (Objektrepräsentanzen) spielen sowohl in der modernen Bindungstheorie als auch in der Säuglingsforschung eine bedeutende Rolle (vgl. Stern, 2003; Bowlby, 2006); und sie haben unmittelbare Relevanz für die psychotherapeutische Praxis: Befragt man Patienten in Erstgesprächen über wichtige Menschen in ihrem Leben, so bekommt man je nach Entwicklungs- und Strukturniveau der Persönlichkeit entweder mehrdimensionale Schilderungen, die es vermögen beim Therapeuten ein mehr oder weniger lebendiges inneres Bild von einer Person zu erzeugen, oder flache, eindimensionale und einseitig affektiv aufgeladene Schablonen, wie man es im Falle schwerer Persönlichkeitsstörungen häufig erleben kann. Diese Bilder sind Produkte eines zunehmend intrapsychisch organisierten und mehr oder weniger gelungenen Containing-Prozesses, der vom Interesse motiviert ist etwas über andere zu wissen und die anderen zu erkennen.

Bei der Frage nach dem Ursprung des Denkens geht Bion von einem Primat der auf Beziehungen bezogenen Affektivität aus, dem er gegenüber der Entwicklung des logischen Denkvermögens Priorität einräumt. Wer im Erfassen seiner Beziehungsrealität bereits früh gestört wird, kann abstraktes Denkvermögen nicht im umfassenden Sinne entwickeln; »umfassend« bedeutet hier die vorsprachliche Welt des Emotionalen integrierend. Es gibt Patienten, die trotz Störungen auf der Ebene der Beziehungen dennoch hohe Begabungen in einzelnen kognitiven Teilbereichen aufweisen, zum Beispiel eine ausgeprägte mathematisch-formale Intelligenz. Jedoch betrifft Bions größeres Anliegen, wie die Übersetzerin Krejci (1992b, S. 23f.) herausstellt, die Überwindung einer »sich seit Jahrhunderten vertiefende[n] Spaltung zwischen emotionalen und kognitiven Prozessen im westlichen Denken«, zumal die »Wechselbeziehung zwischen emotionaler Erfahrung und abstrahierendem Denken am Anfang jeder ›Einsicht‹« stehe. Erkenntnis ohne Sättigung durch (emotionale) Erfahrung zu konzeptualisieren ist vor dem Hintergrund von Bions Entwicklungstheorie nicht mehr möglich, außer in Form willkürlicher Trennungen oder pathologischer Spaltungen. Von diesen Spaltungen sind nicht nur einzelne psychisch Kranke betroffen; auch das westliche wissenschaftliche Denken ist nicht vor solchen »Pathologien« gefeit. Bion rät zur Vorsicht »selbst anerkannten wissenschaftlichen Methoden zu folgen; ihre Schwäche mag der Schwäche des psychotischen Denkens näherstehen, als man bei einer oberflächlichen Überprüfung zugeben würde« (Bion, 1992b, S. 60).

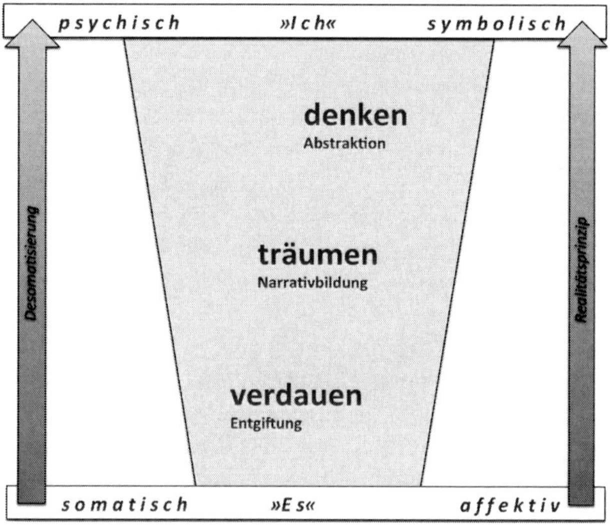

Abb. 1: Stufen der Containing-Funktion

Über misslingende bzw. maligne Formen des Containing

Nach Bion ist Denken prekär. Die Entwicklung des Denkens ist keine gesicherte oder gar selbstverständliche Angelegenheit, sondern kann im Ergebnis von sehr unterschiedlicher Qualität sein und durchaus »misslingen«. Die Möglichkeit des Scheiterns bleibt dem Containing- bzw- Denkprozess zeitlebens inhärent. Die auf Entwicklung und seelisches Wachstum ausgerichtete Containing-

Funktion kann »umgedreht« werden, das heißt in einer Art pervertierten Variante *in den Dienst von Destruktivität gestellt werden*. Bion entlehnt Begriffe aus der Biologie, um drei grundlegende Qualitäten in der Objektbeziehung zwischen Container und Contained zu beschreiben. Sie können sich entweder *kommensal*, *symbiotisch* oder *parasitär* zueinander verhalten, wobei letztere Kategorie die destruktive Variante umschreibt. Wir beginnen zunächst bei dem positiven Attribut für gelungene Entwicklung.

Kommensales Containing

Im Gegensatz zu Parasiten bezeichnet man Lebewesen, die sich von Nahrungsrückständen eines Wirtes ernähren ohne ihn dabei zu schädigen als *Kommensale* (lat. »Tischgenosse«, »Mitesser«). Ein wichtiges Beispiel im menschlichen Körper sind jene Bakterien des Darmtrakts, die für uns die verdaute Nahrung fermentieren, sozusagen als »Gegenleistung« dafür, dass sie im Darm das ideale Biotop für sich vorfinden. Wenn Bion diesen Terminus nun in die Psychoanalyse einführt, hat er dabei eine Objektbeziehung im Sinn, die sich sowohl günstig auf das Wachstum des Contained als auch des Containers auswirkt. Die kommensale Paarung von Container und Contained ermöglicht das Lernen durch Erfahrung, weil sie zur Bildung von Worten, Symbolen und Abstraktionen anregt, die wiederum Hypothesen über konstante Verbindungen von Sinnesdaten sind, wie im »Daddy«-Beispiel des vorangegangenen Kapitels. Wenn die hinreichend feinfühlig und träumerisch mit dem Säugling interagierende Mutter beim Halten und Versorgen ihres unruhigen und hungrigen Kindes selbst Erfahrungen macht, durch die sie sich verändert und weiterentwickelt, kann man ihre Beziehung zum projizierenden Teil der Säuglingspsyche als *kommensal* bezeichnen, da das (seelische) Wachstum des einen mit dem Wachstum des anderen einhergeht. Analoges habe für die Beziehung von Analytiker und Analysand zu gelten. Nach der Behandlung eines Patienten ist der Analytiker nicht mehr derselbe Analytiker. Psychoanalytiker wachsen im besten Falle an ihren Patienten. Diese Container-Contained-Relation zwischen zwei Personen wird vom Kind (bzw. vom Patienten) internalisiert, sodass die Containing-Funktionen integraler Bestandteil seines eigenen psychischen Apparates werden. Im Rahmen von Bions Theorie des Denkens, das heißt des intrapsychischen Containing, bedeutet das Attribut *kommensal*, dass Erfahrungen konstruktiv verwertet werden, indem sie symbolisiert und auf den Begriff gebracht werden können. Erfahrungen können sich zu einem begrifflichen Geflecht verdichten und damit ein vertieftes Verständnis für das eigene Selbst und die anderen möglich machen; und umgekehrt können Begriffe, Hypothesen oder Theorien, die ausreichend durch Erfahrungen gesättigt sind, in ihrer Komplexität wachsen, um die Realität noch angemessener abzubilden. Ein zum Lernen fähiger Container kann aufgrund seiner feinen rezeptiven Qualitäten auch widersprüchlichste Erfahrungen integrieren, trotzdem an Starre verlieren und zugleich an Flexibilität gewinnen. Bion charakterisiert eine Person, die eine kommensale Container-Contained-Beziehung verinnerlicht hat, wie folgt: »Dies ist die Geistesverfassung desjenigen Individuums, das seine Kenntnisse und Erfahrungen bewahren kann und dennoch darauf eingestellt ist, vergangene Erfahrungen in einer Weise zu rekonstruieren, die es ihm ermöglicht, aufnahmefähig für eine neue Idee zu sein« (Bion, 1992b, S. 150).

Symbiotisches Containing

Der Begriff der Symbiose, der ursprünglich ebenso aus der Biologie stammt, hat schon länger Eingang in die psychologische und psychoanalytische Fachsprache gefunden. Im weitesten Sinne wird damit eine Form der Abhängigkeit, meistens zwischen zwei Personen, bezeichnet, die zunächst zu beiderseitigem Vorteil ist und sich sowohl in Erleben als auch Verhalten beider manifestiert. Durch diese enge Beziehungsform wechselseitiger Abhängigkeit können Sicherheit, Stabilität, Vertrautheit und Berechenbarkeit sowie ein gewisser Schutz gegen als bedrohlich empfundene Außeneinflüsse gewährleistet werden. Das zu lange bzw. zu starre Aufrechterhalten der Symbiose geht jedoch auf Kosten von Entwicklung, Wachstum und Individuation. Die Kehrseite symbiotischer Beziehungen ist die Stagnation. Symbiosen sind zwar augenscheinlich von Vorteil für beide Beteiligten, weil sie konfliktarm sind, aber dieser Vorteil ist auf lange Sicht vergleichbar mit dem teuer erkauften Pyrrhussieg beim neurotischen Krankheitsgewinn.

Psychoanalytische Entwicklungstheorien (z.B. von Mahler, Spitz u.a.) beschreiben die symbiotische Phase als notwendiges Stadium in der frühkindlichen Entwicklung, bei dem das Kleinkind sich in untrennbarer Einheit mit der Mutter erlebt. Trotz verschiedener Schwerpunkte wird in allen Entwicklungstheorien die Notwendigkeit der Ablösung vom Primärobjekt betont, die als zentrale Entwicklungsaufgabe durch verschiedene Lebensalter hindurch eine Neuauflage erfährt und jeweils phasengerecht gelöst werden muss. Autonomieerfahrungen, Individuations- und Ablösungsprozesse im zweiten Lebensjahr sind anders gelagert als jene im fünften oder dreizehnten.

Symbiotische Beziehungen in der Psychotherapie und Psychoanalyse erscheinen äußerlich oft als stabile Arbeitsbündnisse, denen bei näherer Betrachtung eine unbewusste Einigung von Therapeuten und Patienten zugrunde liegt, *sich nicht zu verändern*, da Veränderung die Sicherheit und Stabilität des Bündnisses zu sehr erschüttern könnte und unbequeme Konflikte riskiert würden. Veränderungen zuzulassen macht das Aufgeben gewisser Sicherheiten notwendig und kann die therapeutische Beziehung vorübergehend destabilisieren.

Parasitäres Containing

Manche Behandlungsprobleme, die in der psychoanalytischen Praxis auftreten, führt Bion auf ein Widerstandsphänomen zurück, das er in einem gleichnamigen Essay als *Angriffe auf Verbindungen* (Bion, 2013) bezeichnet: Damit sind jene unbewussten Versuche des Patienten gemeint, die Kommunikation mit dem Analytiker – und damit die entwicklungsförderliche (kommensale) Paarung von Container und Contained – zu blockieren, zu verhindern oder zu zerstören. In diesem Bewusstseinszustand wird jedes Gefühl vom Patienten verabscheut, weil es so empfunden wird, »als sei es zu stark, um von der unreifen Psyche containt [sic] zu werden« (ebd., S. 122). Statt Emotionen zu untersuchen bzw. zu symbolisieren und damit eine lebendige Verbindung zur inneren und äußeren Realität oder zu anderen Personen zu erhalten, werden vom Patienten sämtliche Mitteilungen von Affekten isoliert. Dabei handelt es sich sozusagen um einen Erkenntnisprozess mit invertierten Vorzeichen, um ein negatives oder *Minus-Containing*, bei dem Beschreibungen von mentalen Zuständen ihrer vielschichtigen und auch emotionalen Bedeutung beraubt werden. Die Rede solcher Patienten kann »logisch, nahezu mathematisch wirken, aber niemals emotional vernünftig«, sondern womöglich »pervers, grausam und steril« (ebd., S. 123). Die auf diese Weise abgetrennten und einer umfangreichen Bedeutung beraubten inneren Zustände werden gewissermaßen als Projektile in den Container des Analytikers »geschossen«, um seine Denk-, Verdauungs- und Traumfähigkeit zu torpedieren und vorübergehend auszuhebeln, damit schwer erträgliche Gefühle auch im Verlauf der Therapie nicht an die Oberfläche dringen können. Was äußerlich »steril« wirkt, gleicht in Wahrheit der Ausbreitung eines aggressiv-destruktiven Klimas. Die Projektionen des Patienten bilden in diesen Fällen *keine* primitive Form der Kontaktaufnahme, sondern sind ein Versuch jede Kommunikation zu zerstören. Der Analytiker muss sich bewusst sein, wofür Patienten, unabhängig von der Ebene der Semantik, ihre Sprache verwenden können, denn was von außen betrachtet wie Kommunikation erscheint, kann geradezu ihr Gegenteil verheißen. Bion widerspricht damit gewissermaßen dem bekanntem Watzlawick'schen Axiom, das besagt, man könne nicht *nicht* kommunizieren, denn seine Theorie kennt sehr wohl eine Form der negativen oder Minus-Kommunikation, die Containing-Prozesse unterbindet oder zeitweilig zerstört.

Klinisch manifestiert sich dieser Widerstand in der Gegenübertragung des Analytikers, der verwirrt ist oder sich benebelt fühlt, sich kaum konzentrieren und weder durch ausgesprochene noch durch unausgesprochene Deutungen irgendwelche Verbindungen herstellen kann bzw. bei allen diesbezüglichen Bemühungen scheitert. In der extremsten Form kann sich der Analytiker gänzlich unfähig fühlen zu denken oder zu sprechen (vgl. ebd., S. 184). Als parasitär muss diese Art der Verbindung deshalb begriffen werden, weil Patienten in diesem Modus den Analytiker (ver)brauchen, um ihre primitiven Abwehrprozesse aufrechtzuerhalten und sich nicht zu verändern. Patienten in diesem Zustand empfinden gewissermaßen »Hass« auf Entwicklung und bekämpfen die »Wahrheitssuche« des Analytikers mit destruktiven Angriffen auf seine Fähigkeit latente Bedeutungen aufzudecken. Patienten mit schweren narzisstischen Persönlichkeitsstörungen empfinden häufig Neid auf die Fähigkeiten des analytischen Containers und versuchen aus diesem Grund ihre Überlegenheit gegenüber dem Analytiker unter Beweis zu stellen. Klinisch zeigt sich das in dem Versuch Interventionen des Analytikers auf verschiedene Art zu bekämpfen, zum Beispiel indem der Patient moralische Überlegenheit behauptet, um Schuldgefühle im Analytiker zu wecken. Ein anderes Beispiel das Bion nennt, ist das chronische Missverstehen von Deutungen des Analytikers, wodurch vom Patienten demonstriert werden soll, »daß eine Fähigkeit zum Mißverstehen einer Fähigkeit zum Verstehen überlegen ist« (Bion, 1992b, S. 152).

Auch entwicklungspsychologisch betrachtet gibt es für Bion parasitäres, pathologisches oder malignes Containing. Befindet sich das versorgende Primärobjekt, in den meisten Fällen die Mutter, etwa in einem Gemütszustand, der von unbewussten aggressiven Affekten gegenüber dem Kind geprägt ist, so kann das Primärobjekt die archaischen Ängste des Kindes nicht umwandeln, entgiften und zu deren Reifung beitragen. Bion suggeriert, dass Mütter mit Borderline-Persönlichkeitsstörungen aufgrund eigener ungestillter infantiler Bedürfnisse und massiver Deprivationserfahrungen nicht als haltendes Gegenüber für ihre bedürftigen Säuglinge zur Verfügung stehen können, sondern oftmals neidisch auf deren kindliche Position herabblicken. Wenn nun das Kind im Zuge früher projektiver Identifikation Angstgefühle in die Mutter auslagern will, »entfernt« diese alle wertvollen und Wachstum stimulierenden Elemente und drängt den »wertlosen Rest« gewaltsam zurück in den noch unterentwickelten psychosomatischen Verdauungstrakt des Kindes. »Der Prozeß, der mit einer Angst des Kindes zu sterben begann, endet damit, daß es nun eine namenlose Bedrohung in sich birgt [Containing]« (ebd., S. 154). Die Herausbildung eines differenzierten Verständnisses des Kindes für das eigene Psychische wird dadurch gehemmt.

Die Theorie vom parasitären, malignen oder Minus-Containing lehrt, dass das Generieren von Symbolen, Abstraktionen, Bedeutungen und Repräsentanzen sowie das Entdecken von Verbindungen im Erkenntnisprozess nicht nur scheitern kann, sondern auch aktiv bekämpft, gestört und zerstört werden kann. Die Stoßrichtung des Realitätsprinzips wird dabei sozusagen umgedreht, der Weg wird rückwärtsgegangen. Die Leerstellen, die durch die Verhinderung positiver Beziehungserfahrungen entstehen, können mit pseudorationalen »Missrepräsentanzen« gefüllt werden, die im leichteren Falle eine Neigung zum Missverstehen des Patienten implizieren, im schwereren Falle die Psychose bedeuten. Dem psychischen Apparat ist die bedingte Erkenntnis der Realität, insbesondere der Realität lebendiger zwischenmenschlicher Interaktion, nur durch angemessene Transformation des emotionalen Erlebens möglich; alles andere sind mechanische oder leblose Rationalisierungen, die nur den »Anschein einer Psyche« (ebd., S. 155) haben. Ich habe den Aspekt des malignen Containing an anderer Stelle ausführlicher diskutiert (vgl. Crepaldi, 2018).

Container-Contained als »kreatives Paar«: Urszene – Ödipuskomplex – Triangulierung

Einige Kritiker haben darauf hingewiesen, dass in Bions Werk zentrale Themen der Psychoanalyse wie die Sexualität, der Ödipuskomplex, die Position des Vaters und Fragen der psychosexuellen Entwicklung kaum untersucht oder gar ausgeklammert würden. Dem ist teilweise zuzustimmen. Sexualität und ödipale Konflikte werden im Container-Modell zwar auf einer abstrakten Ebene »mitgedacht«, sie sind implizit darin enthalten, aber man könnte auch sagen: Sie sind in der Abstraktion »versteckt« worden. Dafür mag es mehrere Gründe geben. Zum einen spiegelt sich darin ein allgemeiner Trend der postfreudianischen Psychoanalyse in Großbritannien wider, sich generell mehr dem Vor-Ödipalen zuzuwenden und früheste psychische Verarbeitungsprozesse in den Blick zu nehmen. Zum anderen findet man bei Bion auch eine biografisch bedingte Abwehr gegen das Väterliche und eine durch eigene unbewusste Konflikte bedingte Abwehr gegen das konkret Sexuelle (vgl. hierzu etwa Wiedemann, 2007, S. 37, 192, 207). Dennoch wird in *Lernen durch Erfahrung* das Container-Contained-Paar unter anderem mit den – von astronomischen Symbolen abgeleiteten – typografischen Symbolen für *weiblich* (♀) und *männlich* (♂) abgekürzt. Der Container wird durch das weibliche Zeichen repräsentiert (♀), das Contained, das heißt das vom Container »Gehaltene«, »Umfasste« oder das in den Container »Eindringende«, durch das männliche Zeichen (♂). Die sexuelle Dimension wird dadurch ganz offensichtlich angezeigt, aber nicht eigens vertieft, obwohl genau an dieser Stelle Bions Interpretation des Ödipuskomplexes in starker Verdichtung vorliegen dürfte. Um diese zu rekonstruieren, bedarf es einer kurzen Rückschau auf das, was Freud die *Urfantasien* und im Besonderen die *Urszene* nennt.

Urfantasien sind nach Freud »typische Phantasiestrukturen« (Laplanche & Pontalis, 1973, S. 573), die bei jedem Menschen unabhängig von dessen konkreter persönlicher Erfahrung in der Kindheit das Fantasieleben prägen. Es handle sich dabei um universelle Strukturen, die als Teil unserer gattungsgeschichtlichen Erbschaft biologisch angelegt seien. Mit Bion gesprochen befinden wir uns hier im Bereich des protomentalen Systems, der archaischsten Schicht des Seelenlebens. Die Inhalte der unbewussten Urfantasien betreffen etwa das intrauterine Erleben, Kastrationsszenarien und -ängste, Verführungsszenen und die sogenannte *Urszene*, das Bild bzw. die Vorstellung von der geschlechtlichen Vereinigung des Elternpaares, die als Zeugungsakt interpretiert auf die Entstehung des Individuums oder den Ursprung des Subjekts verweist (vgl. ebd.). Freud betont zwar, dass Patientenberichte über die Beobachtung des elterlichen Geschlechtsverkehrs *nachträglich* durch die Fantasie bearbeitete psychische Inhalte und keine ein direkten Abbildungen von realen Erlebnissen seien, rückt jedoch von »der Möglichkeit der Verursachung dieser Vorstellungen durch entsprechende Kindheitserlebnisse« (Maier, 2008, S. 816) nie ab. Dabei muss das Kind nicht immer zum direkten Beobachter eines elterlichen Geschlechtsaktes werden, sondern es kann zum Beispiel verschiedene mehr oder weniger zärtliche Interaktionen, die es zwischen Mutter und Vater beobachtet (und von denen es faktisch ausgeschlossen ist), als Urszene interpretieren, da die Idee einer Urszene sozusagen zur anthropologischen Grundausstattung gehöre, als eine angeborene Form bestimmte Erfahrungen zu organisieren. Frühe Mutter-Säugling-Interaktionen bilden dabei den realen Erfahrungshintergrund, der dem Kind als Folie dient, um körperliche Zärtlichkeit zwischen Mutter und Vater entsprechend zu deuten, denn: Die symbiotische Beziehung von Säugling und Mutter ist ebenfalls eine liebevolle Paarung, die unter Ausschluss des Vaters stattfindet. Damit ist »die frühest mögliche Datierung des Ödipuskomplexes« (Wiedemann, 2007, S. 207) markiert. Laplanche (1974) legt jedoch nahe, von einer biologischen Erklärung der Urfantasien Abstand zu nehmen und deren Entstehung intersubjektiv zu begründen, nämlich durch »rätselhafte Botschaften« über das Sexuelle, die die Mutter oder andere Bezugspersonen dem Säugling nonverbal und unbewusst vermitteln, wodurch sie seine infantilen Sexualtriebe zum Leben erwecken. Die sexuellen Urfantasien kommen sozusagen vom anderen, nicht aus dem biologischen Erbgut. Diese Argumentation ist Bions Ideen über die mütterlichen Träumereien (Rêverie), die, wie wir bereits gesehen haben, auch eine sexuelle Liebe zum Vater transportieren, nicht unähnlich.

Wie genau das Kind die elterliche Sexualität jeweils psychisch verarbeitet und welche Vorstellungen es konkret damit verbindet, hängt erstens davon ab, auf welcher psychosexuellen und kognitiven Entwicklungsstufe es sich befindet, und zweitens davon, inwieweit das familiäre (und gesellschaftliche) Klima konfliktbelastet und/oder sexualfeindlich ist. Während Freud den pathogenen Charakter der Urszene betont (z. B. das Kind müsse den Vater beim Sexualakt notwendigerweise als Aggressor fehlinterpretieren und sich ängstigen), gelangt man heute zu der Auffassung, dass das Kind in einem hinreichend wohlwollenden und förderlichen Umfeld die elterliche Sexualität durchaus als Moment eines »positiven« Ausschlusses erleben kann, der eine *triangulierende* Wirkung hat, zumal das Kind seine symbiotischen und dyadischen Sehnsüchte relativieren kann, da es eine liebevolle Beziehung der Eltern zueinander begrüßt. Durch dieses positive Ausgeschlossen-Sein kann das Kind im Rahmen der Urszenenfantasie sein Alleinsein allmählich positiv besetzen, was, idealtypisch gesprochen, die Lösung des ödipalen Konfliktes und damit die Autonomieentwicklung anregt (vgl. Maier, 2008).

Wenn Bion nun Container-Contained als »♀♂« anschreibt, verweist er auf die mentale Repräsentation der Urszene, die in verschiedensten ödipalen Interaktionen reaktualisiert wird und die, im günstigen Fall, aufgelöst werden kann, indem das Kind die Liebe der Eltern zueinander als wichtige Objektbeziehung akzeptiert und als Teil der eigenen Objektwelt verinnerlicht. Neben den Mutter- und Vaterrepräsentanzen entsteht diese Paarbeziehungsrepräsentation als drittes Element, das die Grundlage für eine innere, trianguläre Objektbeziehungsstruktur bildet, vor deren Hintergrund später komplexe und konflikthafte Beziehungen zu mehreren anderen gestaltet werden (vgl. Grieser, 2015). Genau an dieser sensiblen Stelle ist daher eine nicht unerhebliche Störanfälligkeit auszumachen. Einen konkreten Brückenschlag zur Anwendung dieser Denkfigur auf relativ lapidar erscheinende Alltagsszenen möchte ich in folgendem Beispiel zeigen:

Fallskizze 2

Ein 28-jähriger Mann, der wegen neurotischer Ängste bei mir in Behandlung ist, zeigt sich in seinen Assoziationen häufig sehr besorgt darüber, was andere in seiner Abwesenheit über ihn reden. Die Ängste beschränken ihn in seinem alltäglichen Leben. In einer Sitzung schildert er mir sein Erleben bei einem Abendessen mit mehreren Freunden in einem Restaurant. Obwohl er müde ist und nach dem Essen zeitig aufbrechen möchte, weil er morgens früh Termine hat, schafft er es nicht vom Tisch aufzustehen und zu gehen; er vermutet, dass andere hinter seinem Rücken über ihn spotten würden, sobald er das Lokal verlassen hat. Er zwingt sich dazu bis spät abends sitzen zu bleiben, bis auch die letzten der Runde nach Hause gehen, um diesem für ihn schwer erträglichen Moment des »Alleingangs« auszuweichen. Ähnliches erlebt er am Arbeitsplatz. Wenn er abends das Büro verlässt, einige Arbeitskollegen aber noch bleiben, entwickelt er die Fantasie, dass über seine »Faulheit« gelästert wird. Man könnte sagen: Seine Urszene ist belastet, er ist nicht dazu in der Lage einen (selbst herbeigeführten) Ausschluss positiv, gelassen oder gar selbstbestimmt zu erleben, sondern assoziiert diesen wie automatisch mit feindseligen Gefühlen, die er nach und nach als eigene Projektion durchschauen kann: Er ist es, der in Wahrheit feindselige Gefühle jenen gegenüber hegt, die ohne ihn »Spaß haben« oder die vermeintlich »fleißiger« sind als er selbst.

Die Paarbeziehungsrepräsentation wird von Bion auch als »kreatives Paar« bezeichnet, um einerseits auf den Zeugungsakt zu verweisen (das Paar ist »kreativ«, weil es gemeinsam Nachkommen hervorbringen kann) und um andererseits das reife psychische Funktionieren als aktiv-kreativen Prozess zu konzipieren, bei dem, wie in vorangegangenen Kapiteln gezeigt wurde, emotionale Erfahrungen konstant durch entsprechende innere Strukturen umgebildet und neu kombiniert –*verdaut, geträumt und gedacht* – werden, damit neue mentale Gebilde entstehen (Träume, Narrative, Gedanken etc.) und Lernen durch Erfahrung möglich wird. Mit der Idee des »kreativen Paars«, das sozusagen die ödipalisierte, die reife, intrapsychische Containing-Funktion symbolisiert, vertritt Bion ein *generatives* Verständnis vom Unbewussten, das nicht mehr vordergründig Ort des Verdrängten ist, sondern »zu einer Quelle seelischen Wachstums wird«, die stetig »Bedeutungen erzeugt und die äußere Welt mit Metaphern und poetischen Bildern versorgt« (Bohleber, 2013, S. 813). Auch Patient und Analytiker können als »kreatives Paar« fungieren und intersubjektiv Narrative hervorbringen, die dem Patienten dabei helfen, einen reiferen Umgang mit schwer erträglichen und schmerzhaften Erfahrungen in seinem Leben zu erreichen. Eine ähnliche Grundidee verbirgt sich auch hinter psychotherapeutischen Techniken wie der sogenannten »kognitiven Umstrukturierung« der kognitiven Verhaltenstherapie oder dem »reframing« (Neurahmung, Umdeutung) der systemischen Familientherapie, bei der bestimmte, zunächst vorwiegend negativ interpretierte Lebenssituationen, Erlebensweisen und Verhaltensformen neue Bedeutungen bekommen können, weil sie in ein anderes Bezugssystem gestellt werden. Der Rahmen gibt vor, welchen Bildausschnitt wir zu sehen bekommen; ein zu grober Rahmen zeigt uns unter Umständen nur ein sehr einseitiges Bild (vgl. Greve, 2013). Einem allzu einfach gestrickten Reframing-Ansatz, und vor allem dessen Verwendung in modernen Kommunikationstechniken wie dem Neurolinguistischen Programmieren (NLP), haftet jedoch der fahle Beigeschmack von Manipulation an – als ob alles Negative oder ein bestimmter Leidensdruck allein durch den besseren *frame* beseitigt werden könnten. Das entscheidende Ergebnis einer Psychoanalyse sind hingegen nicht vordergründig bestimmte Frames oder Narrative mit einem bestimmten (positiven) Inhalt, sondern die Verinnerlichung der psychoanalytischen Arbeitsweise bei der kollaborativen Narrativbildung respektive bei der Ko-Konstruktion von Bedeutung.

Abschließend soll nicht unerwähnt bleiben, dass Bion als scharfer Kritiker eines veralteten Konzepts von Ödipalität in Erscheinung tritt. Freud sei mit der Formulierung des Ödipuskomplexes (eine universelle Entwicklungsphase, die er in seiner linear-chronologischen Entwicklungskonzeption etwa ab dem vierten Lebensjahr ansetzt) ein wichtiger erster Schritt gelungen, bei dem aber nicht stehen geblieben werden dürfe. Die Freud'sche Ödipustheorie in ihrer traditionellen Form sei viel zu konkret bzw. konkretistisch angelegt, um sie der heterogenen Erfahrungswelt aller Menschen überzustülpen. Dennoch gebe es zu viele Analytiker, die vorschnell das Material ihrer Patienten mit vorgefertigten Ödipus-Schablonen absuchen würden. Bion plädiert dafür, dass der Ödipuskomplex, um überhaupt den Status einer wissenschaftlichen Theorie zu verdienen, fortan abstrakter bzw. struktureller formuliert werden müsse, wohl auch um die Vielfalt menschlicher Erfahrungsmöglichkeiten mit verschiedenen Eltern, anderen Bezugspersonen und historisch im Wandel befindlichen Kindheiten sowie variablen Familien- und Betreuungskonstellationen abbilden zu können.

Dazu muss die Theorie gewissermaßen »abgespeckt« und auf ein simples Grundgerüst reduziert werden: Als einfachste Struktur bleibt die angeborene Erwartung des Säuglings, dass seine Bedürfnisse durch einen anderen, der sozusagen die Position »Brust« einnimmt, befriedigt werden und dass jedes *Dritte*, das diese sich dyadisch vollziehende Bedürfnisbefriedigung relativiert oder unterbricht, als frustrierend erlebt wird und heftige Affekte mobilisiert. Während die Freud'sche Psychoanalyse nun selbstverständlich den Vater als *drittes* Element für diese Unterbrechung vorausgesetzt hat, erlaubt Bions erweiterter Theorierahmen hier alle möglichen äußeren und inneren Instanzen (andere Personen, Institutionen, innere Bilder und Fantasien etc.) einzuführen, die die Position dieses Dritten füllen. Mit dieser Grundausstattung bildet jeder Mensch im Laufe seiner Entwicklung seinen individuellen Ödipus-Mythos aus, der ihm dabei hilft die ambivalenten Beziehungen zu wichtigen anderen (oder deren Abwesenheit) zu interpretieren, psychisch abzubilden oder – mit anderen Worten –*containen* zu können. Bion betont in seiner Ödipustheorie diesen *erkenntnistheoretischen* Aspekt, dem er höheres Gewicht beimisst als dem Aspekt der genitalen Sexualentwicklung und Geschlechtsidentität. Im ursprünglichen Mythos des Sophokles findet Bion auch Belege für diese Akzentverschiebung von der Sexualität in Richtung Erkenntnis: Er unterstreicht darin die Dimension der Neugier (das Wissen-Wollen, den Wisstrieb) des Ödipus, er hebt die Kategorien des Wissens, der Weisheit und des Rätsels hervor, die sowohl durch das Orakel als auch durch den blinden Propheten Teiresias eingeführt werden, und weist nicht zuletzt auf das Zurückweichen angesichts des Schmerzes von Erkenntnis hin, das Ödipus in Szene setzt, als er sich angesichts überwältigender Enthüllungen die Augen aussticht. Spätestens seit Platons Ideenlehre steht (zumindest im westlichen Denken) der Sehsinn für das menschliche Erkenntnisvermögen schlechthin.

Der »späte« Bion: Vom Denken zum Sein

Die bisher dargestellten theoretischen Bemühungen Bions in Bezug auf Container-Contained gelten, wie gezeigt werden konnte, hauptsächlich der Genese des Denkens aus seinen affektiven Ursprüngen. Wie kommt es, dass das vorsymbolische Erleben des Säuglings zu einer komplexen, sprachlich strukturierten und abstrakten Denkfähigkeit heranreifen kann? Wie entstehen jene psychischen Strukturen, die uns dabei helfen, Erfahrungen zu verarbeiten und Symbole, Träume, Erzählungen oder abstrakte Gedanken daraus zu formen? Wie lässt sich der entsprechende mentale Umbildungsprozess beschreiben und welche interaktionellen Faktoren sind für seine Entwicklung und stabile Internalisierung ausschlaggebend? In der psychoanalytischen bzw. psychotherapeutischen Behandlung werden diese *kreativen* Prozesse, die insgesamt mit dem Begriff Containing umschrieben werden können, wiederholt. Analytiker und Patient sind ein kreatives Paar, sie beide müssen in ihrer gemeinsamen Arbeit immer wieder schwer verdaubare oder unerträgliche innere Zustände modifizieren und dadurch Bedeutungen generieren, sodass am Ende einer Analyse der Patient diese Fähigkeit zur Modifikation in ausreichendem Maß selbst übernehmen kann. Seelische Entwicklung wird mit der Ausbildung, Aufrechterhaltung und lebenslangen Weiterentwicklung eines auf Forderungen der Erfahrungsrealität abgestimmten und dynamisch reagierenden Denkvermögens gleichgesetzt, das einen lebendigen Kontakt zum emotionalen (und leiblichen) Hintergrund seiner Entstehung erhalten kann.

In späteren Publikationen Bions gibt es keine wesentlichen systematischen Neuerungen in der Frage des Containing, nur kleinere Variationen derselben, die zum Teil in hochgradig experimentellen Textanordnungen durchgespielt werden. Bereits in der dritten Monografie mit dem Titel *Transformations* von 1965 (dt.: *Transformationen*, 1997b) beginnt sich jedoch eine grundlegende Veränderung seiner Blickrichtung abzuzeichnen. Es scheint Bion nun immer weniger darum zu gehen, *wie* etwas innerpsychisch abgebildet bzw. mental repräsentiert werden kann, sondern alles dreht sich um dieses rätselhafte »Etwas« selbst und wie wir uns als Psychoanalytiker diesem »unbekannten Ding«, nämlich der *unbegrenzten, unendlichen psychischen Realität des Unbewussten jenseits ihrer Symbolisierung*, annähern könnten.

Wie soll der Psychoanalytiker einen Kontakt mit jenem chaotischen, formlosen und ungebändigten (»wilden«) Bereich des unbewussten Seelenlebens initiieren können, der jenseits der Grenzen unseres Denkens angesiedelt ist? In seiner späteren Schaffensphase begreift Bion nun Sprache und Vernunft – und damit die gesamte Container-Dynamik – häufig in ihrer *Abwehrfunktion* gegen die Begegnung mit einer sich in jedem Moment oder in jeder Sitzung aufs Neue entfaltenden lebendigen Gegenwart des Unbewussten. Diesem späten Bion ist es nun vor allem darum bestellt, einen radikal intuitiven Zugang zur Technik der Psychoanalyse zu entwickeln, den er auch mit bestimmten Traditionen der Mystik vergleicht und der nicht selten an buddhistische Meditationstechniken erinnert. Der herkömmliche, vernunftgeleitete Zugang des Psychoanalytikers, der durch die Sprache konfiguriert wird, ist häufig verstellt von verschiedenen Begehrlichkeiten (z. B. dem Patienten helfen oder bestimmte eigennützige Ziele verfolgen zu wollen etc.) und von Informationen, die er in vergangenen Sitzungen über den Patienten, dessen Biografie und dessen Persönlichkeit gesammelt hat. Bions neuer »Schlachtruf« lautet daher: *»KEINE Erinnerung, KEIN Wunsch, KEIN Verstehen«* (Bion, 2006, S. 147, Hervorh. i. O.). Dieses in analytischen Kreisen und darüber hinaus bekannt gewordene Motto *über das*

Aufgeben von Erinnerung und Begehren radikalisiert Bions früher entwickelten Gedanken vom Rêverie-Zustand: Man möge sich als Psychoanalytiker radikal dem Hier und Jetzt öffnen, sodass jede Begegnung mit dem Patienten so angenommen werden könne, als sei sie die erste. Bion skizziert einen idealtypischen Zustand, in dem ein Analytiker jede psychoanalytische Theorie und möglichst alle Informationen über seinen Analysanden »vergisst«, um auf quasi-meditativem Wege einen unmittelbaren Zugang zur aktuell sich entfaltenden, unsichtbaren Realität im Behandlungszimmer zu erhalten. Der Fokus liegt nicht mehr auf der Frage, *wie* das Unbewusste des Patienten contained werden kann, sondern richtet sich gerade auf das, was *nicht-containend* ist, auf den »lebendigen, unterirdischen Fluss dahinter« (Vermote, 2011, S. 1092, Übers. G.C.). Diese Ebene der psychischen Realität als solcher entzieht sich unserer gewohnten *Ordnung des Wissens* und ist *weder sagbar noch erkennbar*. Diese undifferenzierte pränatale Zone des Psychischen ist gar nicht für Erkenntnis geeignet, sondern für das *Werden (becoming)*, wie Bion diese vom Erkennen völlig unterschiedene Bewegung der »Annäherung« nennt (vgl. Bion, 1997b, S. 186; Vermote, 2011). Der Analytiker, der eine derartig anverwandelnde Haltung einübt, könne sein Unbewusstes so weit für das Erleben des Patienten öffnen, dass er in bestimmten Augenblicken *selbst zu diesem Erleben wird*. Damit wird die Idee der Empathie transzendiert: Es geht nicht mehr um Erkenntnisse, die aus Einfühlung gewonnen wurden (wie z.B. der Eindruck, dass ein Patient vor irgendetwas Angst hat); vielmehr wird der Psychoanalytiker im *Modus des Werdens* selbst zu dieser Angst. Die beiden Unbewussten des analytischen Paares werden zeitweilig vereint und dieses Einswerden bedarf zunächst keinerlei sprachlicher Textur, weder innerer noch vokal geäußerter. Nissen (2014) spricht in diesem Zusammenhang vom »Präsenzerleben« bzw. vom »Präsenzereignis«, das sich unter Umständen im völligen Schweigen beider Beteiligten vollziehen kann, zugleich aber deren tiefste Verbundenheit zum Ausdruck bringt und für beide etwas unmittelbar evident macht. Bion hat jedoch keine symbiotischen Verschmelzungserlebnisse im Sinn, die eine beidseitige Fantasie von wohlig-vertrauter Einigkeit erzeugen. Vielmehr sind die Präsenzereignisse von einer kaum erträglichen Intensität, weshalb die meisten Therapeuten an solchen Punkten beginnen würden Abwehrprozesse zu mobilisieren (z.B. dem Patienten eine rationale Deutung anbieten, das Thema wechseln, beschwichtigen, innerlich abdriften etc.) und deshalb Entwicklungschancen, die durch das Präsenzerleben kurzzeitig eröffnet würden, leichtfertig verspielen. Gelebte Momente des Werdens könnten nämlich Stagnationen in Analysen auflösen, entscheidende Zäsuren bzw. Wendepunkte markieren oder wichtige Veränderungsprozesse einleiten (vgl. Vermote, 2011).

Dieser Ansatz markiert einen Bruch Bions mit seinen kleinianischen Wurzeln und ist in psychoanalytischen Fachkreisen bis heute sehr umstritten. Von manchen Kritikern wird offensiv der Verdacht des Mystizismus oder Obskurantismus geltend gemacht (vgl. etwa Altmeyer, 2011). Andere Kommentatoren wiederum sehen einen problematischen Abschied von den technischen Grundlagen der Psychoanalyse, nämlich von dem Arbeiten mit (und in) der Übertragung und Gegenübertragung (vgl. Taylor, 2011). Ich habe an anderer Stelle versucht diese späteren Positionen Bions ausführlicher zu diskutieren (vgl. Crepaldi, 2009; 2013), für unseren vorliegenden Kontext müssen diese wenigen überblickshaften Anmerkungen ausreichen.

Containing zwischen Empathie, Holding und Mentalisierung: Sprachverwirrungen und Klärungsversuche

In der Einleitung dieses Buches habe ich darauf hingewiesen, dass es sich beim Containing um ein in mehrerlei Hinsicht erfolgreiches Konzept handelt. Mit seiner Einführung in den Diskurs der Psychoanalyse ist es bei verschiedenen Autoren auf große Resonanz gestoßen, es wurde häufig aufgegriffen, vielfach diskutiert und zigmal zitiert. Man findet kaum eine psychoanalytische Monografie, kaum einen klinischen Aufsatz oder eine metapsychologische Debatte, die nicht zumindest einen Verweis auf Bion oder seine Idee des Containing enthält. Bis heute erscheinen in regelmäßigen Abständen Fachpublikationen, die Aspekte von Bions Werk untersuchen oder diese in eine bestimmte Richtung weiterentwickeln (zuletzt etwa Krejci, 2015; Holmes, 2017; Rothbart, 2017).

Interessanterweise blieb dieser »Siegeszug« nicht auf die Theorie beschränkt, sondern fand auch in der *Praxis* der Psychoanalyse und Psychotherapie seinen Widerhall. Das Reden über »Container« und »Containing« ist insgesamt aus der Professionssprache des psychosozialen Feldes und der darin Tätigen (Sozialarbeiter, Psychologen, Psychiater, Pädagogen, Supervisoren, Coachs, Organisations- und Erziehungsberater etc.) kaum mehr wegzudenken. Es scheint, als ob Bion mit diesem Thema tatsächlich einen »Nerv« getroffen hat, obwohl er diesen Erfolg selbst wohl mit äußerster Skepsis betrachtet hätte, wie verschiedene kritische Äußerungen, insbesondere in seinen Seminaren der 1970er Jahre zeigen (vgl. Bion, 2007a). Im Vorwort habe ich bereits vorweggenommen, dass es fast eine Ironie des Schicksals ist, wenn gerade jener Theoretiker, der in seinen Schriften besonders vehement gegen die Selbstverständlichkeiten eines psychoanalytischen Jargons opponiert hat, mit vielen seiner Beiträge nun selbst fixer Bestandteil ebendieses Jargons geworden ist. Mit der weitreichenden Verbreitung von Bions Terminologie war und ist nicht selten eine Verkürzung, Vereinfachung oder Verzerrung einhergegangen; und das gilt sowohl für die wissenschaftlich-theoretische Auseinandersetzung als auch für die psychotherapeutisch-psychosoziale Praxis und ihre entsprechenden Ausbildungskontexte. Man geht mit der schwierigen Materie, die Bion uns zumutet, oft wie mit einem »Steinbruch« um, aus dem man holt, was man gerade braucht. Wiedemann hat diesen Umstand nicht ohne Humor kommentiert:

> »So ist z.B. das Modell Container-Contained wohl das populärste, und solange man sich nicht um die metapsychologischen Implikationen kümmert, kann jeder zustimmen und es bedenkenlos bis gedankenlos anwenden. Man kann eine Kirche auch als Pferdestall nutzen und Kirchenbänke als Brennholz verheizen, und das muss nicht einmal verwerflich sein. Aber es tut der Ästhetik nicht gut, und die Schönheit des Gebäudes wird dabei leicht übersehen« (Wiedemann, 2007, S. 9).

Ähnlich sehen es Engel et al. (2000, S. 7), wenn sie eine allgemeine Akzeptanz von Bions klinischen Konzepten wahrnehmen, aber auch die mit der Popularität wohl notwendig verbundenen Simplifizierungen ausmachen: »Diese oft zitierten Konzepte (z.B. Container-contained […]) werden häufig bruchstückhaft in einer inhaltlich reduzierten Form und ohne den konzeptuellen Kontext benutzt, gleichsam ›erstarrt zum leeren Klischee, zur toten Metapher‹«. Für zusätzliche Komplikationen ist gesorgt, da es heute eine Reihe von konkurrierenden und teilweise interdisziplinär ausgerichteten Ansätzen gibt – ich denke hier vor allem die Stichworte *Empathie*, *Holding*, *Achtsamkeit* oder *Mentalisierung* –, die sich explizit oder implizit mit dem Container-Modell überschneiden. Unscharfe Verwendungsweisen oder allzu kursorische Zitationen sorgen in diesen Bereichen oft für zusätzliche Unklarheiten. Aus diesen Gründen scheint es mir notwendig, zu einer Klärung der Sprachverwirrung in der praktischen und wissenschaftlichen Verwendungsweise beizutragen.

Was meinen Psychotherapeuten, wenn sie von Containing sprechen? Zur Analyse eines Sprachspiels

Sprachspiele des Alltags, insbesondere jene, die eine bestimmte Berufspraxis betreffen, pflegen, relativ unabhängig von der wissenschaftlichen Auseinandersetzung unter Experten, ein gewisses Eigenleben zu entwickeln. Der österreichische Sprachphilosoph Ludwig Wittgenstein (1984) hat versucht zu zeigen, dass Begriffe und die Sprachspiele, in denen diese vorkommen, sich letztlich dadurch bestimmen, *welche Handlungen sie auslösen*. Man kann sich also fragen, zu welchen Arten von Handlungen der Begriff »Containing« Psychotherapeuten und Vertreter anderer psychosozialer Professionen anregt. Im Folgenden möchte ich einige Situationen skizzieren, die vielleicht eine erste Antwort auf diese Frage geben, weil sie aus meiner Sicht für den Berufsalltag typische Verwendungsweisen des Begriffs enthalten. Im Anschluss werde ich diese Szenen kritisch kommentieren.

Sprachspiele im psychotherapeutischen oder psychosozialen Alltag

Szene 1: In der Teambesprechung einer sozialpädagogischen Wohngemeinschaft regt ein pädagogischer Mitarbeiter an, künftig mindestens zwei Kollegen pro Abenddienst einzuteilen. So sei die zu betreuende Klientengruppe »leichter zu containen«.

Szene 2: In einem Seminar über Behandlungstechnik für Psychoanalytiker in Ausbildung erklärt die Dozentin, wie wichtig es aus Sicht einer modernen Psychoanalyse sei, den Patienten nicht nur »konfrontativ-deutend«, sondern auch »supportiv« zu behandeln. »Affekte« sollten zunächst »contained« werden, bevor mit Übertragungsdeutungen interveniert wird.

Szene 3: In einer Gruppensupervision entsteht während der Falldarstellung eines Therapeuten zunehmend Unruhe unter den Teilnehmern. Die Unkonzentriertheit manifestiert sich durch geflüsterte Nebengespräche und lauter werdendes Kichern. Der Supervisor mahnt

Aufmerksamkeit ein, um das, wie er sagt, »Containing nicht zu unterbrechen«.

Szene 4: Bei einer Fortbildungsveranstaltung für Mitarbeiter einer sozialpsychiatrischen Einrichtung referiert eine Vortragende Grundlagen der Bindungstheorie. Sie verweist dabei auf die »mütterliche Containing-Funktion«, denn »Neugeborene müssen nicht nur körperlich, sondern auch psychisch *gehalten* werden«.

Szene 5: Im Zuge einer psychoanalytischen Selbsterfahrungsgruppe spricht eine Teilnehmerin offenherzig über traumatische Kindheitserlebnisse und Gewalterfahrungen. Die anderen Gruppenteilnehmer zeigen sich entsetzt, drücken verschiedentlich ihr Mitgefühl aus, signalisieren der Betroffenen ihr Verständnis, bestärken sie in ihrer Lösungskompetenz und sichern ihr Unterstützung zu. Der Gruppentherapeut fasst am Ende der Einheit die Situation noch einmal zusammen und stellt eine abschließende Frage an die traumatisierte Teilnehmerin: »Wie fühlt es sich für sie an, wenn sie hier von der Gruppe gehalten und getragen werden?«

Szene 6: Ein Ausbildungskandidat muss von einem Supervisor Kritik einstecken, weil er sich bei der Behandlung einer Patientin mit Borderline-Störung in den Sitzungen zu »passiv« verhalte und die aggressiv-fordernde Haltung der Borderline-Patientin nicht aureichend thematisiere. Der Kandidat verteidigt sich durch den Hinweis, er habe es für zielführender befunden zuerst »die Aggression der Patientin zu containen«, um ihr Vertrauen zu gewinnen.

Alle sechs Episoden berichten von einem bestimmten *Sprachspiel*, das wir im Alltag psychoanalytischer, psychotherapeutischer und psychosozialer Arbeit immer wieder antreffen können. Mir geht es nun keinesfalls darum, diese Redeweisen vom akademischen Elfenbeinturm aus zu disqualifizieren oder als falsch zu entlarven, denn: In all diesen Szenen werden Teilaspekte des Containing angesprochen, die durchaus auch im Sinne des Erfinders sind. Andere Dimensionen des Konzepts hingegen bleiben unterbelichtet bzw. werden ganz ausgeblendet. Diese Diskrepanz gilt es etwas herauszuarbeiten.

Aus diesen sechs Szenen, die Leser, sofern sie in diesen Feldern tätig sind, vielleicht in ähnlicher Form selbst einmal erlebt haben, lässt sich gut rekonstruieren, welches Verständnis von Containing in der Praxis vorherrschend zu sein scheint. *Szene 1* zeigt, dass schwierige Gruppen die betreuenden Personen emotional sehr fordern können; je mehr betreuende Personen anwesend sind, desto größer ist die Kapazität emotionale Turbulenzen aufzufangen und für Struktur zu sorgen. *Szene 2* enthält etwas fragwürdige Dichotomien: Ein *konfrontativer* psychotherapeutischer Behandlungsstil ist einem *supportiven*, das heißt einem auf Unterstützung ausgerichteten Behandlungsstil, entgegengesetzt. In diesem Zusammenhang wird auch *therapeutische Aktivität*, die zum Beispiel in Deutungen zum Ausdruck kommt, *therapeutischer Passivität*, die im Containing von Affekten bestehe, entgegengesetzt. *Szene 3* sticht etwas heraus, da hier vom Leiter der Supervisionsgruppe eine Form des *aktiven* Zuhörens eingefordert wird, die auf den Verdauungs- oder Transformationsaspekt des Containing verweist, der im ersten Kapitel ausführlich beschrieben wurde: Von den Teilnehmern, die dieser Fallbesprechung lauschen, wird erwartet, dass sie diese nicht nur inhaltlich erfassen, sondern ausgehend von ihrer eigenen Resonanz auf das präsentierte Fallmaterial emotional »gesättigte« reflexive Perspektiven entwickeln. *Szene 4* zeigt die sehr häufige und weitverbreitete entwicklungspsychologische Verwendungsweise des Container-Modells an, die zweifelsohne etwas Richtiges enthält, zugleich aber ein naiv-einträchtiges und friktionsfreies Bild der Mutter-Kind-Interaktion zeichnet. *Szene 5* spricht im Grunde denselben Aspekt wie Szene 4 an, nur geht es nicht um den Säugling, sondern um einen Gruppenteilnehmer, der von der Gruppe »getragen« wird. Interessanterweise drückt sich dieses »Getragen-Werden« von der Gruppe durch allerlei Aktivität aus – mehr noch: Die Gruppenteilnehmer scheinen mit ihren Hilfs- und Unterstützungsangeboten fast in eine Art Hyperaktivität zu geraten. In *Szene 6* wird Containing vom Ausbildungskandidaten wiederum ganz und gar passivisch interpretiert. Nach eigener Auskunft will er dadurch das Vertrauen der Patientin wecken, verstärkt tatsächlich aber durch seine übertrieben abstinente Haltung die Aggressivität dieser Borderline-Patientin.

Allen meinen Beispielen hier ist gemein, dass Containing überwiegend als *Form der Passivität* verstanden wird, die sich durch das Zuhören, das Sich-Zurücknehmen, das Halten und Gehalten-Werden, das Aushalten und Ausgehalten-Werden, das Erleiden-Können, das Stützen und Unterstützt-Werden auszeichnet. Der generative Aspekt, das kreative oder produktive Element von Containing wird in diesen berufspraktischen Kontexten oft übersehen. Aber auch im wissenschaftlichen Diskurs gibt es diesbezüglich nicht wenige Ungenauigkeiten.

Containing im Vergleich mit angrenzenden Konzepten und aktuellen wissenschaftlichen Diskursen

Containing und Holding

Der britische Kinderarzt Donald Winnicott, ein Zeitgenosse Bions, hat mit seinem Begriff des *Holding* ein dem Containing artverwandtes theoretisches Modell begründet. Häufig werden Holding und Containing in der psychoanalytischen Fachliteratur synonym verwendet oder völlig undifferenziert in einem Atemzug genannt. Da es hier bei genauer Betrachtung aber erhebliche Unterschiede gibt, sollten Unschärfen dieser Art in der wissenschaftlichen Verwendungsweise der Begriffe unbedingt reflektiert und vermieden werden (vgl. Ogden, 2004a; Pedersen et al., 2014). Winnicotts Holding-Konzept ist, wie Cartwright (2010, S. 31) betont, in erster Linie auf die sinnlich erfahrbare Welt bzw. auf Vorgänge in der »äußeren Realität« bezogen. Primär wird damit die konkrete physische Erfahrung des Babys bezeichnet, das von einer hinreichend einfühlsamen Mutter in den Armen gehalten, gewogen und getragen wird. Die Qualität des mütterlichen Holding hängt nach Winnicott von der Fähigkeit der hinreichend guten Mutter ab, ihr eigenes Selbst temporär zu suspendieren, damit ihre Bedürfnisse nicht der Entfaltung des Kindes im Wege stehen. Dieser Zustand einer annähernden Subjekt- und Zeitlosigkeit, bei dem sich die Mutter *ganz dem kindlichen Sein überlässt*, ähnelt nach Winnicott einer psychischen Erkrankung, von der sich eine emotional stabile Mutter immer wieder erholen können muss, um ihre Ich-Grenzen wieder zu stabilisieren. Auf diese Weise stellt die Mutter dem Säugling einen Platz zur Verfügung, an dem er sich *ganz* fühlen kann, obwohl sein rudimentäres Selbst zu diesem Zeitpunkt noch gar kein ganzes oder kohärentes ist.

Diese nährenden Erfahrungen des Holding sollen in einer gelingenden Psychotherapie bis zu einem gewissen Grad nachgeholt oder wiedererlebt werden. Patienten, die Woche für Woche alle Geschehnisse und Details aus ihrem Alltagsleben in der Sitzung ausbreiten, drücken nach Winnicott jenes infantile Bedürfnis aus, dass *alle* Teile des Selbst, und seien diese noch so winzig und nebensächlich, zumindest einer Person vollständig bekannt sind. Die angemessene Intervention des Psychoanalytikers zum richtigen Zeitpunkt gibt dem Patienten das Gefühl, dass er tief verstanden wird und

> »durch dieses Verstehen, das der Analytiker in seinen Worten zum Ausdruck bringt, vermittelt er dem Patienten das Gefühl, ihn in der Vergangenheit körperlich zu halten, d.h. in jener Zeit […], in der Liebe gleichbedeutend war mit körperlicher Fürsorge und Anpassung« (Winnicott, 1998, S. 104).

Der einem regressiven Patienten mit Verständnis begegnende Analytiker hält, beruhigt und »wiegt« gewissermaßen das Baby, das der Patient in der Vergangenheit war. Holding ist sowohl in der Mutter-Kind- als auch in der Therapeut-Patient-Interaktion immer *auf die physische Nähe eines anderen Objekts* angewiesen.

Bions Container ist als theoretisches Modell struktureller und abstrakter angelegt. Nicht nur Mütter oder Betreuungspersonen sind Container, sondern prinzipiell partizipiert jede Person zu jeder Zeit an verschiedenen Containing-Prozessen; diese sind generell nicht auf der Grundlage eines faktischen Zwei-Personen-Systems begründbar. Bion hat nicht nur interaktive, sondern immer auch innerpsychische Prozessqualitäten – *verdauen, träumen und denken!* – im Blick. In diesem Sinne kann Containing die tatsächliche Anwesenheit eines anderen und die Grenzen des Physischen transzendieren. Containing hört nicht einfach mit dem Ende einer psychoanalytischen Sitzung auf; Therapeut und Patient sind auch danach (und im Grunde bis zu ihrem Tod) mit psychischen Verarbeitungs- und Umbildungsprozessen beschäftigt, die sich etwa in Träumen, Fantasien, Gedanken und anderen mentalen Phänomenen manifestieren können.

Während beim Holding das Selbst der Mutter (oder des Therapeuten) möglichst ganz suspendiert werden soll, ist beim Containing gerade *eine komplexe Aktivität der mütterlichen Psyche* gefordert, die dem Säugling dabei hilft, primitive mentale Zustände zu modifizieren. Holding ist mit einer vollständigen Akkommodation der Mutter an die Bedürfnisse des Kindes verbunden und hat aus diesem Grund vor allem eine affektregulierende Funktion: Der Säugling beruhigt sich, da er bemerkt, dass seine Bedürfnisse gestillt werden. Bions Container enthält zwar ebenso diesen Aspekt der Affektregulation und -steuerung, ergänzt diesen aber um die entscheidende Dimension der *Affekttransformation*: Der Container ist ein »meaning-making agent« (Grotstein, 1979, zit. n. Cartwright, 2010, S. 33), ein psychischer Akteur oder eine Struktur, die aus dem affektiven Rohmaterial Bedeutungen generiert. Holding in der Psychotherapie und Psychoanalyse geht immer damit einher, dem Patienten Sicherheit und Geborgenheit zu vermitteln. Containing hingegen beinhaltet als zentrales Element das Erlernen und Erweitern von Frustrationstoleranz, das mit dem Aushalten des Unbefriedigenden, Ungewissen, Unverständlichen, Unvorhersehbaren und Verwirrenden einhergeht. In Bions Verständnis hat die Deutung eines Analytikers nicht hauptsächlich die Aufgabe, den Patienten zu beruhigen und ihm Halt zu geben. Vielmehr ist *das Durcharbeiten von Unsicherheit* die Vorbedingung für eine gelingende Transformation und somit Reifung des Patienten.

Auf einen letzten Unterschied sei hier abschließend noch hingewiesen: Wenn Winnicott von Holding spricht, meint er nicht nur eine Person, sondern zugleich immer ein eine haltende Umgebung (z. B. ein verlässliches psychotherapeutisches Setting), in der sich ein Patient geschützt fühlt und die sein seelisches Wachstum fördert. Holding ist immer gelungenes Holding, es ist grundsätzlich positiv konnotiert. Wie bereits gezeigt wurde, kennt Bions Theorie aber auch eine negative bzw. parasitär-maligne Variante der Containing-Aktivität, bei der Denken, Bedeutung und Kommunikation attackiert und – bei schweren Psychopathologien – sogar zeitweilig zerstört werden.

Containing und Empathie

Wenn es um das Einfühlungsvermögen des Psychotherapeuten geht, trifft man nicht selten das Label »Containing« an, obwohl der Begriff der *Empathie* meist angemessener wäre, um diesen Aspekt zwischenmenschlicher Kommunikation zu erfassen. Das Container-Modell droht durch diese wahllose Verwendung, die zum Teil auch von Fachleuten wenig reflektiert wird, ausgehöhlt zu werden oder zum Anglizismus für Mitgefühl zu verkommen. Mitfühlen wäre aber nicht einmal eine hinreichende Charakterisierung für Empathie, geschweige denn für jene komplexen metapsychologischen Zusammenhänge, die Bion bei Container-Contained im Blick hat.

Wie lassen sich diese beiden zentralen Konzepte nun unterscheiden? Wellendorf (1999) liefert eine kompakte Zusammenfassung der psychoanalytischen Diskussion um den Begriff der Empathie und konstatiert einen »Boom des Empathiebegriffs« (ebd., S. 10), der vor allem mit dem Erfolg der Selbstpsychologie seit den 1970er Jahren zusammenhängt. Empathie sollte fortan die Antwort auf alle klinischen Probleme sein; Schwierigkeiten im psychotherapeutischen Prozess wurden nun primär als Versagen der Empathie vonseiten des Therapeuten interpretiert. Wellendorf fragt sich zu Recht, ob Empathie damit nicht längst Teil einer therapeutischen Allmachtsfantasie geworden ist.

Für Kohut war sie vor allem ein wertneutrales Beobachtungsverfahren, das – unabhängig von irgendeiner speziellen Theorie – als Werkzeug zur Sammlung von Daten über den Patienten dient. Damit grenzt er sich von einem naiven Verständnis der Empathie ab, die allzu oft als Synonym für eine undifferenziert mitleidvolle und tröstend-zugewandte Haltung steht. Kohut trennt die Empathie als Methode von möglichen (prosozialen, altruistischen) Zielen ab, die mithilfe dieser Methode verfolgt werden können. In diesem Sinne könnte auch jemand, der Menschen foltert, empathisch sein, um die Folter noch effektiver und grausamer zu gestalten.

Mit dem Säuglingsforscher Stern (2003, S. 207f.) können wir Empathie in mindestens vier verschiedene Teilprozesse zerlegen und ein noch differenzierteres Bild gewinnen: (1) Ausgangspunkt aller empathischen Prozesse ist die *Resonanz* auf den Gefühlszustand einer anderen Person. Analog zum Klangkörper eines Musikinstruments, der in Schwingung gerät und einen erzeugten Ton widerhallt, können auch wir durch die Stimmung einer anderen Person in Schwingung geraten und auf diese Weise etwa die Trauer eines Patienten mitfühlen. (2) Aus diesem Erlebnis des Mitschwingens abstrahieren wir *empathisches Wissen*. Wir erkennen beispielsweise, dass der Patient gerade traurig ist, und könnten dies auch so benennen. Bloße »Gefühlsansteckung« ist noch keine Empathie! (3) Im nächsten Schritt werden Resonanz und Wissen integriert in eine *empathische Reaktion*. Teile dieser Reaktion verlaufen unwillkürlich. Ohne, dass wir es bewusst wahrnehmen, kommt es zur Modulation unserer Stimmlage, die sich an den emotionalen Zustand des anderen anpasst. Wir sprechen unwillkürlich etwas langsamer und tiefer. Auch in unserer Mimik und Gestik wird sich diese Anpassung durch Einfühlung ausdrücken. Wahrscheinlich verspüren wir den Impuls den anderen zu bestärken, zu trösten oder zu ermutigen und können uns dazu entscheiden, diesem Impuls nachzugeben. (In diesem Modell von Empathie wird es schon wesentlich schwieriger, sich einen Folterknecht als empathischen Menschen vorzustellen.) (4) Der letzte Schritt, die *vorübergehende Rollidentifizierung*, hat die drei vorangegangenen zur Voraussetzung. Wir können uns absichtsvoll und mehr oder weniger genau in die Vorstellungswelt eines anderen hineinversetzen, uns damit identifizieren, mögliche Gedanken dieser Person aus ihrem subjektiven Bezugssystem heraus nachvollziehen oder vielleicht sogar mögliche Handlungsimpulse antizipieren, die diese Person in ihrer besonderen Situation verspüren wird.

In der Bindungstheorie gilt die von Ainsworth (2003) beschriebene mütterliche *Feinfühligkeit (maternal sensitivity)* nach wie vor als wichtigste Vorbedingung für eine sichere Bindungsbeziehung. Feinfühligkeit ist ein der Empathie ähnliches Konzept und bedeutet »(1) die Signale des Kindes wahrnehmen, (2) die Signale richtig interpretieren, (3) entwicklungs- und situationsangemessen und (4) prompt zu reagieren« (Hédervári-Heller, 2014, S. 60). Die Ähnlichkeiten zu Sterns Verständnis sind evident. Die Feinfühligkeit ist vielleicht noch mehr als die Empathie ein Brückenkonzept, insofern sie Erleben und Handeln stark verknüpft; sie betont sowohl die Einfühlung (Schritt 1 und 2) als auch spezifisch an die Einfühlung angepasste Responsivität (Schritt 3 und 4), ein Antwortverhalten, das man ganz konkret beobachten kann. Deshalb eignet sich das Konzept der Feinfühligkeit auch besser für die empirische Forschung.

Diese Modelle bezeugen, dass Empathie nicht einfach ein beliebiges Werkzeug in einer therapeutischen »Toolbox« ist, dessen man sich bedienen oder nicht bedienen kann. Diese Zugänge belegen außerdem, dass Empathie nicht bloß eine individuelle Fähigkeit, sondern ein intersubjektives Geschehen bezeichnet; und zeigen, dass Empathie nicht nur die affektive Resonanzfähigkeit (d.h. die Fähigkeit zur emotionalen Teilnahme an der Gefühlswelt eines anderen) beschreibt, sondern immer auch kognitive Prozesse (Interpretation, Abstraktion) daran knüpft und ein bestimmtes Antwortverhalten präkonfiguriert. Empathie verweist auf vielschichtige mentale Fähigkeiten, die benötigt werden, um die Perspektive einer anderen Person einzunehmen. Ich kann nur dann empathisch sein, wenn ich überhaupt verstehe, dass in mir auftretende Gefühlsregungen von einer anderen Person ausgelöst wurden. Als Therapeut muss ich darüber hinaus dazu in der Lage sein, mich selbst mit den Augen des Patienten zu betrachten und dieses Bild mit meinem Selbstbild zu vergleichen. Empathie erfordert also auch ein Einfühlungsvermögen für das eigene Selbst. Empathie bedeutet sich *zu involvieren und zugleich zu distanzieren* – beide Bewegungen sind dabei gleich wichtig. Die Grenzen zwischen Selbst und Objekt bleiben stets intakt (vgl. Wellendorf, 1999, S. 13). Im Gegensatz dazu sind durchlässige Ich-Grenzen, die wir bei Menschen mit Persönlichkeitsstörungen beobachten, kein Zeichen von besonderer Empathiefähigkeit, sondern Ausdruck einer grundlegenden Labilität der Persönlichkeitsstruktur, bei der die eigene und die fremde Innenwelt permanent einer pathologischen Vermischung und Grenzauflösung unterworfen sind.

Empathie muss nicht gleichbedeutend mit einem harmonischen Beziehungsverlauf sein. Für einen gelingenden therapeutischen Prozess ist es sogar ausgesprochen wichtig, dass die Anpassung des Therapeuten auf das Bezugssystem des Patienten *nicht total* erfolgt, da sonst ein idealisiertes Bild eines Therapeuten aufrechterhalten bleibt, der quasi übersinnliche Kräfte hat und *alles* verstehen kann. »Erst die unvollkommene Empathie macht ihn [den Therapeuten] zu einem realen, d. h. geliebten und zugleich gehaßten Objekt« (ebd., S. 15). Zudem muss darauf hingewiesen werden, dass Patienten – obwohl sie sich danach sehnen, verstanden zu werden – immer wieder unbewusst daran arbeiten, nicht verstanden werden zu können. Tiefes Verstanden-Werden, kann für Patienten mitunter als bedrohliches Eindringen erlebt werden.

Wellendorf hebt zudem die notwendigen *Grenzen der Empathie* hervor, um einer »narzißtischen Illusion« (ebd., S. 17), der Therapeuten manchmal aufsitzen, entgegenzuwirken. Jede Persönlichkeit birgt Elemente in sich, die keiner Kommunikation zugänglich sind, auch keiner noch so empathisch-einfühlenden. *Die Andersheit des anderen begrenzt die Empathie.* Jene Unerkennbarkeit und Fremdheit zu tolerieren, für die die Psychoanalyse emblematisch den Begriff des *Unbewussten* eingeführt hat, gehört nicht mehr in den Wirkungsbereich von Empathie, sondern betrifft den Prozess, den wir als Containing kennengelernt haben. Das Aushalten des *Nicht-Verstehens* ist nach Bion ein zentraler Bestandteil seines Modells, der *jenseits der Empathie* liegt, wie Wellendorf meint. Bion nennt diesen Aspekt des Containing die »negative Fähigkeit« (Bion, 2006, S. 143ff.), die Fähigkeit des Analytikers Gefühle der Unklarheit, Verwirrung, Unkenntnis oder Ungewissheit, die während der Sitzung auftreten, zu ertragen ohne in ein vorschnelles Agieren zu verfallen und einem Handlungsdruck nachzugeben. Situationen, in denen Therapeuten ihre Patienten wenig bis gar nicht verstehen, verleiten häufig dazu diese Lücken oder Leerstellen durch intensives Nachfragen oder anderes Agieren zu überbrücken. Stattdessen wäre es förderlicher den (notwendigen) Mangel an Empathie, der sich in diesem Nichtwissen zeigt, auszuhalten und zu akzeptieren und damit letztlich auch *die Andersheit des anderen anzuerkennen.* Dass man manchmal nicht einmal von seinem wohlwollenden, empathischen Therapeuten verstanden wird, ist eine wichtige Lernerfahrung für den Patienten. Sie erleichtert unter anderem das Aufgeben infantiler Wunschvorstellungen des totalen Verstandenseins und ermöglicht das Erleben einer vom Analytiker abgetrennten Eigenständigkeit, die Voraussetzung für den Weg in die Autonomie ist. Im Gegensatz zur Empathie, deren Ziel das Verstehen ist, bewahrt das Containing ein irreduzibles negatives Element, dem wir bei jedem Versuch, andere zu erkennen, begegnen.

Die bisherige Darstellung zeigt, dass die Begabung zur Empathie zwar eine notwendige Voraussetzung für Containing-Prozesse darstellt, Containing aber keineswegs in der Empathie aufgeht. Bei Stern ist in der sogenannten »empathischen Reaktion« zwar das Moment der Affektabstimmung mitgedacht, die gesamte transformatorische und generative Dimension des Containing (verdauen, träumen, Narrative bilden etc.) wird vom Empathiebegriff aber nicht umfasst. Obwohl Empathie immer ein Selbstverstehen impliziert, ist ihr hauptsächliches Ziel doch das Verstehen einer konkreten anderen Person. Auch hier gibt es einen großen Unterschied zum Containing, das auf einer metatheoretischen Ebene letztlich den Prozesscharakter des Psychischen schlechthin auf einen Begriff bringen will und nicht auf bestimmte, empirische Situationen (z. B. auf die Begegnung mit einem anderen, Mutter-Kind-Interaktionen) zu beschränken ist. Wir können jedoch die Begabung zur Empathie als anthropologische Voraussetzung für die von Bion beschriebene Container-Funktion des psychischen Apparats begreifen.

Containing und die Neurobiologie der Spiegelneuronen

Mithilfe der Neurobiologie können wir jene in unserem Genom verankerte Ausstattung beschreiben, die die physiologische Grundlage für diese Empathie-Begabung bildet und über die – von bestimmten neurologischen Schäden oder Anomalien einmal abgesehen – alle Menschen verfügen. Empathie gründet in einer phylogenetisch erworbenen *vorsprachlichen Resonanzfähigkeit* unserer zerebralen Strukturen. Jedes Neugeborene verfügt sozusagen über ein somatisches »Set«, das es zur unmittelbaren Aufnahme und Nachahmung von beobachtetem Verhalten befähigt. Bei dieser Ausstattung spielen jene als Spiegelneuronen bekannten Nervenzellen die entscheidende Rolle. Spiegelneuronen finden sich beim Menschen im Frontal-, Parietal- und Temporallappen des Großhirns und sind vor allem in das Wahrnehmen *von* und in das Teilnehmen *an* verschiedenen Arten von absichtsvollen Handlungen involviert (vgl. Simpkins & Simpkins, 2013, S. 243).

Der in philosophischen Theorien beschriebene *intentionale* Charakter unseres Bewusstseins, das heißt dessen unausweichliche Bezogenheit bzw. Gerichtetheit auf Objekte oder Sachverhalte, wird in der Neurobiologie auf eine somatische und in diesem Sinne unbewusste Grundlage gestellt:

> »Die bis dato verfolgte enge Verbindung zwischen Intentionalität und Bewusstsein (speziell bezüglich der eigenen Handlungen) erfährt an dieser Stelle scheinbar einen Riss, scheint erstere nun doch auch durch somatische – und damit unbewusste – Prinzipien gestützt. So werden die Handlungen des anderen eben nicht ›im Geiste nachvollzogen‹, sondern vorerst im Gehirn« (Zaboura, 2009, S. 72).

Mehr oder weniger zufällig entdecken die Neurowissenschaftler Giacomo Rizzolatti und Vittorio Gallese 1996 »ein somatisches Resonanzsystem, das im Gehirn lokalisiert ist« (ebd., S. 57). Damit betritt die Neurowissenschaft das Feld der *Intersubjektivität*, das bislang hauptsächlich von geistes- und sozialwissenschaftlichen Zugängen geprägt wurde. Eigentlich sollte die Gehirnaktivität bei der Durchführung zielorientierter Handlungsabläufe an sogenannten Schweinsaffen untersucht werden:

> »In einer Versuchspause griff ein Wissenschaftler, unter den Augen des Affen, zu einem Gegenstand. Daraufhin zeichnete das – weiterhin an die im Affenhirn befindlichen Elektroden angeschlossene – Oszilloskop eine starke Aktivität auf; und dies, obwohl der Affe in keiner Art und Weise in die Aktion involviert war, sondern diese lediglich beobachtete. Die dabei beteiligten motorischen Neurone feuerten also wider Erwarten nicht nur bei der eigenen Handlungsausführung, sondern auch, wenn der nicht-menschliche Primat andere handeln sah« (ebd., S. 59).

Daraus konnte gefolgert werden, dass beim Beobachten im Gehirn eine »innere Imitation« des Beobachteten produziert wird. Dem Beobachter wird ein Miterleben möglich und der zugrunde liegende Spiegelungseffekt lässt sich eindeutig empirisch nachweisen, nämlich als neurophysiologische Aktivität spezifischer Zellen.

Jenes unwillkürliche Resonanzphänomen, das durch die verstärkte Aktivität dieser Spiegelneuronen entsteht, stellt uns als Individuen nolens volens in einen intersubjektiven Raum, in dem die Perspektive des Ich (»Ich tue und ich fühle.«) mit der Perspektive des anderen (»Er/Sie tut und er/sie fühlt.«) direkt verbunden ist. Durch die der Willkür entzogene innere Reproduktion des Wahrgenommenen können wir nachvollziehen, was andere tun, und auch verstehen, aus welchen Motiven sie es tun. Es ist uns aus biochemischen Gründen möglich Absichten anderer zu erkennen. Auch wenn die beobachtete Bewegung des Wissenschaftlers teilweise durch Trennwände verdeckt war, konnte die entsprechende Gehirnaktivität bei den Affen nachgewiesen werden. Wenn die Beobachtung nur lückenhaft möglich ist, reicht offenbar schon die Ahnung der absichtsvollen Handlung eines anderen; der Rest kann unter Rückgriff auf das eigene motorische Repertoire ergänzt werden, um das Bild zu vervollständigen.

Damit wir nicht wie automatisch mitagieren, wenn wir andere beim Handeln beobachten, greift ein spezifischer neuronaler *Sperrmechanismus*, der dafür sorgt, dass die beobachtete Handlung nicht unmittelbar zum eigenen Vollzug führen muss. »Dieser Mechanismus lässt die Feuerungsenergie nicht über einen kritischen Schwellenwert steigen, so dass keine motorische, sondern lediglich eine neuronale Simulation des Gesehenen stattfindet« (ebd., S. 66). Die Spiegelneuronen der Affen feuerten allerdings nur dann, wenn die Handlungen des anderen einem nachvollziehbaren Zweck zugeordnet werden konnten, das heißt, »wenn die Neurone vor dem Hintergrund individueller Erfahrungen bestimmte Handlungsweisen beim anderen antizipieren« (ebd., S. 71).

Anders als beim Affen ist die neuronale Aktivität beim Menschen bei beobachteten Handlungen nicht nur auf den motorischen Kortex beschränkt, sondern auf mehrere Gehirnregionen ausgebreitet. Spiegelneuronen feuern demnach nicht nur bei Handlungen, die im engeren Sinne zielgerichtet oder auf ein Zielobjekt ausrichtet sind, sondern beispielsweise auch bei der Interpretation von mimischen Affektausdrücken. Ferner bleibt die innere Imitation beim Menschen nicht auf eine Eins-zu-eins-Kopie der beobachteten Handlung beschränkt; wir sind *kreativ*, insofern wir auf der

Basis der somatischen Resonanz auch alternative Handlungsmöglichkeiten und Perspektiven als andere entwickeln können. »Als Folge wird eine erweiterte Flexibilität [des Menschen] bezüglich der Ausrichtung auf das Fremdpsychische angenommen« (ebd., S. 80). Durch die Verbindung der unmittelbaren somatischen Resonanz mit symbolischen und sprachlichen Gehirnfunktionen, über die Primaten nicht in diesem Ausmaß verfügen, ergibt sich beim Menschen die erweiterte Fähigkeit zur komplexen Perspektivenübernahme, die im vorangegangen Kapitel dargestellt wurde. Neuronale Spiegelungen finden sich also in allen sozialen Situationen, sowohl bei primitivsten Resonanzphänomenen als auch bei komplexen emotionalen und kognitiven Verstehensprozessen, wie sie etwa in der Psychotherapie zu finden sind (vgl. Simpkins & Simpkins, 2013, S. 246).

Containing und Achtsamkeit

In den letzten Jahren hat das aus der buddhistischen Tradition importierte Schlagwort *Achtsamkeit* in verschiedenen Kontexten westlicher Alltagskultur, aber auch in verschiedenen psychotherapeutischen Schulrichtungen große Popularität erlangt. Achtsamkeitsbasierte Praktiken und Programme erfreuen sich auch in psychosomatischen Kliniken großer Beliebtheit. Da es sich bei der Achtsamkeit um eine Form der Introspektion handelt, ist ihre Anschlussfähigkeit für psychoanalytisch-psychodynamische Verfahren und Denkweisen wenig überraschend. Verwunderlich ist eher die Tatsache, dass achtsamkeitsbasierte Ansätze »in jüngerer Vergangenheit zur dritten Welle der Verhaltenstherapie erklärt« werden (Grossmann & Reddemann, 2016, S. 222), zumal der klassischen Verhaltenstherapie und dem Behaviorismus noch jegliche »Innenschau« als zu überwindende Metaphysik galt.

Im Kontext westlicher Psychologie wird die Achtsamkeit häufig als Form der *Aufmerksamkeit* definiert. Für Taubner und Wolter stellt die Aufmerksamkeit auf die eigene Erfahrung »den zentralen Faktor beim Konzept der Achtsamkeit dar« (Taubner & Wolter, 2016, S. 153). Diese Verkürzung kann, wie Grossmann und Reddemann (2016, S. 222) kritisieren, jedoch eine radikale und tief greifende Nutzung von Achtsamkeit behindern. Im Gefolge von buddhistischen Weisheitslehren schlagen die Autoren daher folgende Definition vor:

> »Achtsamkeit ist die Übung einer ›vorurteilsfreien, offenen, gleichmütigen Haltung gegenüber unseren wahrnehmbaren Erlebnissen, während diese Erlebnisse sich von Moment zu Moment entfalten. Diese Prozesse und Ereignisse unseres Erlebens beinhalten Empfindungen, Wahrnehmungen, Gedanken, einschließlich Erinnerungen, Gefühle, Imaginationen, sowie jeden anderen mentalen Inhalt, der uns in einem Moment bewusst wird. [...] Prinzipien von Großzügigkeit und Freundlichkeit helfen dabei klarzustellen, dass ein achtsames Bewusstsein das Objekt weder begünstigt noch ablehnt, sondern stattdessen die Eigenschaft des Gleichmuts ausdrückt« (ebd., S. 223).

Hervorzuheben in diesem Zitat ist die unbedingte Zusammengehörigkeit des aufmerksam-wahrnehmenden Bewusstseins mit einer *ethischen* Grundhaltung (die u.a. Mitgefühl, Freundlichkeit und Gleichmut umfasst). Erst die Zusammenführung beider Dimensionen wird der Achtsamkeit der buddhistischen Lehre gerecht. Der moralphilosophische Aspekt wird jedoch in der westlichen Rezeption häufig ausgeblendet, obwohl dieser zur Kultivierung einer »bedingungslosen Wertschätzung« zwischen Therapeut und Patient beitragen könnte.

Die von Freud empfohlene Vorurteilslosigkeit (»technische Neutralität«) und die Haltung der gleichschwebenden Aufmerksamkeit überschneiden sich zwar teilweise mit der Achtsamkeit, bilden deren ethische Implikation aber auch nicht zureichend ab. Mit seinem Konzept der *Rêverie* rückt Bion dem buddhistischen Verständnis insofern näher, als die Dimension der Liebe im triangulären Gefüge von Mutter, Kind und Vater eine Vorbedingung dafür bildet, dass Rêverie überhaupt möglich wird. Nach Bion kann man sich als Psychoanalytiker nicht völlig neutral oder gar aggressiv der Rêverie hingeben; sie beinhaltet notwendig eine Form der libidinösen Besetzung des anderen, zum Beispiel die Liebe der Mutter oder das Wohlwollen des Therapeuten. Dennoch kann Bions Ansatz nicht mit der Achtsamkeit »als ethisches Verhalten und praktische Tugend« (ebd., S. 228) erklärt werden. Was die Psychoanalyse vom Buddhismus oder der Buddhismus von der Psychoanalyse lernen könnte oder wie buddhistisch die Psychoanalyse Bions – insbesondere des späten Bion – wirklich ist, wird ausführlich von Zwiebel und Weischede (2015) diskutiert und kann hier nicht ausführlich rekapituliert werden.

Für unseren Kontext bleibt darauf hinzuweisen, dass ähnlich wie beim Begriff Empathie oder im Falle des Holding auch beim Konzept der Achtsamkeit eine direkte Bezugnahme auf faktische, empirische Begebenheiten des Erlebens im Zentrum steht, keine metapsychologische Reflexion über die Prozesshaftigkeit des Psychischen an sich. Auch das Achtsamkeitskonzept enthält nicht den transformativ-generativen Grundzug, den wir als Herzstück des Containing identifiziert haben.

Containing und Mentalisieren

Der Londoner Psychologieprofessor und Psychoanalytiker Peter Fonagy hat gemeinsam mit seiner Forschergruppe mit der 2002 erschienenen Monografie *Affektregulierung, Mentalisierung und die Entwicklung des Selbst* ein innovatives Paradigma vorgelegt, das erstmals psychoanalytische Theorien, empirische Säuglings- und Bindungsforschung, Bereiche der kognitiven Psychologie sowie Erkenntnisse der Neurobiologie produktiv miteinander zu verbinden weiß (vgl. Fonagy et al., 2002). *Mentalisierung* ist mittlerweile nicht nur ein bekanntes, sondern in weiten Teilen der psychoanalytisch-psychotherapeutischen Fachgemeinschaft anerkanntes und durch aufwendige empirische Forschungen sowie umfangreiche Publikationen fundiertes Konzept. Vertreter des Ansatzes sprechen bevorzugt vom *Mentalisieren*, um zu verdeutlichen, dass es um eine Aktivität oder um einen Prozess geht, nicht um eine feste seelische Struktur (vgl. Schultz-Venrath, 2013, S. 86). (Aus demselben Grund habe ich im vorliegenden Band auch die Verbform »Containing« gegenüber der nominalisierten Form »Containment« bevorzugt.)

Es scheint in der Kürze schwer möglich dieser komplexen Materie gerecht zu werden. Für einen ersten Einstieg eignet sich vielleicht eine relativ einfach klingende Zusammenfassung durch Fonagy selbst in einem jüngst veröffentlichen Aufsatz: »Mentalisieren ist die Fähigkeit, uns selbst und andere zu verstehen, indem wir uns über intentionale mentale Zustände klar werden. Dies setzt ein Gewahrsein eigener oder fremder innerer Zustände voraus, vor allem wenn es darum geht, Verhalten zu erklären« (Fonagy & Campbell, 2017, S. 288). Das klingt soweit sehr einfach und nachvollziehbar – aber worin unterscheidet sich diese Beschreibung nun vom empathischen und achtsamen Verstehen? Mentalisieren bezeichnet sowohl den implizit-automatisch (unbewusst) sich vollziehenden, aber zugleich auch den bewusst steuerbaren *Zuordnungsvorgang*, bei dem wir eigenen und fremden Verhaltensweisen bestimmte Bedeutungen zuschreiben, die sich auf mentale Gebilde wie Wünsche, Gefühle oder Überzeugungen beziehen (vgl. Schultz-Venrath, 2013, S. 79). Während kognitionspsychologische Ansätze dazu neigen Kognitives überzubewerten und Empathiekonzepte traditionell das emotionale Moment priorisieren, will Fonagy deklariertermaßen eine Theorie formulieren, die beide Aspekte berücksichtigt und je nach Entwicklungsstand des Individuums entsprechend gewichtet. Selbiges gilt für die Polarität *selbstorientiert* vs. *fremdorientiert* (vgl. Fonagy & Campbell, 2017, S. 288): *Achtsamkeit* legt den Schwerpunkt auf Introspektion, das heißt auf das Eigenpsychische. Empathie, auch wenn diese, wie bereits ausgeführt, ohne eine gewisse Selbstempathie gar nicht vorstellbar ist, hat ihren Fokus ganz klar in der Ausrichtung auf Fremdpsychisches (Stichwort Resonanz). Das Mentalisieren jedoch ist *immer zugleich* selbstreflexiv und interpersonell zu verstehen (vgl. Schultz-Venrath, 2013, S. 81).

Ohne größeren Aufwand und ohne explizite Anstrengung kann ich erkennen, dass jener Patient in meiner Praxis, der hektisch im Sessel hin und her rückt und mehrmals auf die Uhr blickt, sich in einem mentalen Zustand befindet, der Stresserleben, Unruhe, Ungeduld bzw. Nervosität einschließt. Diese Zuschreibung nehme ich fast automatisch vor, die psychischen Teilprozesse, die zu solch einer spontanen Zuschreibung führen, sind allerdings keineswegs trivial. Die Grundidee lautet: Wir alle haben gelernt andere Menschen zu *lesen*, indem wir selbst *gelesen wurden*, etwa von einer Mutter, die unsere Unruhe einst richtig interpretiert hat. Zudem wurde uns dieses Gelesen-Werden zugleich gezeigt: Die Mutter hat uns *gespiegelt*, dass sie diese Unruhe erfasst und verstanden hat, zum Beispiel indem sie diese Unruhe, uns liebevoll nachahmend, mimisch-körpersprachlich übertreibt (diese Art der Spiegelung wird auch als *markiert* bezeichnet). Der unruhige Säugling »sucht in der Reaktion der Mutter eine Repräsentation seines mentalen Zustandes« (Fonagy & Target, 2007, S. 367). Diese Repräsentation kann der Säugling verinnerlichen und sie fortan selbst als Strategie zur Regulierung seiner Affekte (z. B. zur Moderation von Angst) benutzen. »[D]ie Funktion des direkten affektregulierenden Einflusses mütterlicher Interaktionen [wird] nach und nach durch mentale Repräsentationen ersetzt« (Taubner & Wolter, 2016, S. 155).

Die idealtypische Bezugsperson ist zugleich im abgestimmten Kontakt mit ihrem Kind, wahrt aber auch ausreichende Distanz, denn sie zeigt in ihrer Spiegelung nicht unmittelbar, wie sie sich selbst fühlt. Distanzlosigkeit bestünde etwa dann, wenn die Mutter durch die Unruhe ihres Säuglings angesteckt wird, selbst nervös und ängstlich reagiert und damit den Affekt des Kindes sozusagen eins zu eins spiegelt, ohne Markierung. »Ein Affektausdruck, der dem Zustand des Babys entspricht, aber nicht markiert ist, kann das Kind potentiell überwältigen« (Fonagy & Target, 2007, S. 366). Mit dem markierten Affektausdruck signalisiert die Mutter außerdem, dass sie eine Idee, ein Rezept oder ein »Regulationsangebot« hat, wie mit diesem Zustand der Unruhe umzugehen wäre. Das setzt voraus, dass sie »in ihre markierte Affektspiegelung eines negativen Affekts einen gegenteiligen Affekt subtil beimischt, zum Beispiel Furcht mit Gelassenheit kombiniert« (Taubner & Wolter, 2016, S. 157). All diese Komponenten zusammen ermöglichen eine Art interpersonelle Affektregulation, aber auch Affektverarbeitung und Affektmodulation. (Die Parallele zum Containing ist an dieser Stelle ganz evident.)

Mit jeder Interaktionssequenz dieser Art wird dem Säugling vermittelt, dass in ihm ein Wesen mit eigenständigen mentalen Zuständen (Wünschen, Ängsten etc.) erkannt wird, die von denen der Mutter unterschieden sind. Zentral für die Entwicklung von Mentalisierungsfähigkeiten sind folglich die Qualität der frühen Eltern-Kind-Interaktion und der Grad der Bindungssicherheit. Zurück zu meinem nervösen Patienten im Sessel: Um zu einem noch präziseren Verständnis seines inneren Zustands vorzudringen, kann ich bewusst reflektieren, was diesen hervorgerufen haben mag. Diese Reflexion greift auf vielfältige Quellen zurück:

genaue Beobachtung, meine Erinnerung an die letzten Stunden, Informationen aus der Anamnese, mein Wissen um die derzeitige Lebenssituation des Patienten, psychoanalytische Theorien zur Übertragung etc. Reifes Mentalisieren schließt eine effektive Nutzung dieser vielfältigen Quellen ein. Damit diese Reflexion einigermaßen valide Ergebnisse liefert, müssen wir aber auch dazu in der Lage sein, uns dieser Nervosität gewahr zu sein, ohne selbst derart von Unruhe ergriffen zu werden, dass wir den unbedingten Drang verspüren zu handeln. Direktive Versuche den Patienten in dieser Situation zu beruhigen – wie zum Beispiel »Seien sie ganz gelassen!« – ließen sich wahrscheinlich unschwer als Versuche enttarnen, uns selbst zu beruhigen. Hier wird deutlich, was mit dem *unbedingten Zugleich* von selbstreflexiver und interpersoneller Ausrichtung gemeint ist: Schon für den ersten einfachen Schritt, das Gewahrwerden der Nervosität des Patienten, benötige ich ein ausreichendes, mindestens vorbewusstes Gewahrsein meines eigenen Zustands. Der Patient ist unruhig, nicht ich! Und für die eben beschriebene erweiterte Reflexion über seinen Zustand muss ich in der Lage sein, meinen inneren Zustand auf eine Weise zu regulieren, die eine überwältigende Ansteckung vermeiden kann. Die Beruhigung des Patienten erfolgt erst in zweiter Instanz, und zwar indem ich ihm als Therapeut behilflich bin bzw. ihn anrege, seinen eigenen Zustand zu mentalisieren. Die Fähigkeit zur Affektregulation ist ein Fundament für die Entwicklung des Selbst, das in einer Psychotherapie vielleicht »nachreifen« muss. Auf dieser Grundidee aufbauend haben Fonagy und seine Kollegen eine mentalisierungsbasierte Therapieform (kurz: MBT) entwickelt, die schulenübergreifend angelegt ist und sich vor allem auf die Therapie schwerer Persönlichkeitsstörungen konzentriert (vgl. Schultz-Venrath, 2013).

Ein Student hat mich einmal gefragt, ob man das Mentalisieren nicht auch irgendwie als Gedankenlesen bezeichnen könne. Mir fiel daraufhin die US-amerikanische TV-Serie *The Mentalist* (Regie: David Nutter, 2008) ein. Diese erzählt die Geschichte des psychologisch hochgradig begabten Patrick Jane, der als Berater ein Mordermittlungsteam der Polizei unterstützt. Es ist ein Markenzeichen der Serie, dass der Protagonist immer wieder bemüht ist richtigzustellen, dass seine Fähigkeiten *keine* übersinnlich-telepathischen Grundlagen haben. Er verfügt auch nicht über eine akademische Ausbildung im kriminalpsychologischen Profiling, sondern ist im strengen Sinne des Begriffs nichts anderes als eine Person, die sehr gut mentalisieren kann: Er kann blitzschnell und effektiv vielfältige in einer Situation zur Verfügung stehende Informationsquellen heranziehen und verarbeiten, um sich relativ zuverlässig der Motivlagen bestimmter verdächtiger Individuen gewahr zu werden. Durch genaue Beobachtung mimischer, körperlicher, sprachlicher und interaktiver Auffälligkeiten kann er Personen entlarven, die lügen, und oft relativ genau benennen, aus welchen Gründen sie es tun. Zudem verfügt er über ein Repertoire an Kommunikationstechniken, die seine Mentalisierungsbegabung bestmöglich unterstützen. So überrumpelt er beispielsweise Zeugen oder Verdächtige nach zunächst beiläufigen Fragen überraschend mit einer direkten Anschuldigung. Dabei geht es weniger um den Wahrheitsgehalt der Beschuldigung, sondern vielmehr um die spontane Gesamtreaktion, die damit beim anderen provoziert wird und die unter Umständen zahlreiche Detailinformationen freigibt, die für Nachforschungen hilfreich sein können. Zugleich spielt er mit der Fantasie seiner Gegenspieler, die immer wieder glauben (möchten), er könne *in* ihren Gedanken lesen. Tatsächlich geht es beim Mentalisieren auch um das Lesen von Gedanken, nur findet dieses Lesen vermittelt durch Daten aus der Beobachtung und Reflexion statt, nicht durch einen wie auch immer gearteten unmittelbaren Zugriff auf die Innenwelt eines anderen. Das Gegenbild zum Mentalisten wäre gewissermaßen der Autist, der – trotz herausragender Fähigkeiten in verschiedenen Intelligenzbereichen – unfähig ist Gemütslagen zu erfassen oder nachzuvollziehen, aus welchen Motiven Menschen auf die eine oder andere Art handeln. (Man vermutet im Übrigen, dass für diesen Umstand bei Autisten ein neurobiologisches Korrelat existiert: Autisten weisen ein gewisses Defizit auf, was das »Feuern« der Spiegelneuronen angeht; vgl. Simpkins & Simpkins, 2013).

Beim Mentalisieren handelt es sich um ein »integratives Brückenkonzept« (Taubner & Wolter, 2016), bei dem versucht wird viele heillos verstreute Ansätze im unübersichtlichen Theoriepluralismus der Psychoanalyse und Psychotherapie sinnvoll unter einem Dach zu vereinigen und der »zunehmenden Fragmentierung der Theorie« (Fonagy & Target, 2007, S. 381) entgegenzuwirken. Eine der wichtigsten Säulen ist zweifelsohne die Theorie des Containing von Bion, die neben der Bindungstheorie immer als fixer Referenzpunkt zitiert wird (vgl. Fonagy & Target, 2007; Taubner & Wolter, 2016; Fonagy & Campbell, 2017) und die von Schutlz-Venrath (2013) auch als eine »konzeptuelle Wurzel« (S. 22) des Mentalisierungsmodells identifiziert wird. Während wir bei Begriffen wie Holding, Empathie und Achtsamkeit noch relativ genau zeigen konnten, wie sie sich jeweils von der Idee des Containers unterscheiden, fällt die Differenzierung im Fall des Mentalisierens viel schwerer. Gerade deshalb ist es wichtig zu klären, ob das Containing-Modell durch das Mentalisierungsparadigma abgelöst und somit obsolet wurde, weil es mehr oder weniger im Mentalisieren enthalten ist.

Ich nehme gleich vorweg, dass ich für die Beibehaltung einer relativen Eigenständigkeit von Bions Theorie und ihrer Weiterentwicklungen plädiere. Was Theoriebildung betrifft, lassen sich Form und Inhalt nicht trennen. Der Mentalisierungsansatz ist in einer technisch-wissenschaftlichen Sprache formuliert, unter anderem auch, um weiterhin Anschlussfähigkeit für interdisziplinäre empirische Forschung zu gewährleisten, die theoretische Konzepte operationalisieren muss. Mentalisierung ist im universitären und disziplinären Kontext der Psychologie entstanden. Die Traditionslinien, in denen Bions Texte liegen, sind eher klassisch psychoanalytische, philosophische, ästhetische und zum Teil auch mystische. Übersetzen wir diese Idiosynkrasien restlos in akademisch angepasste Diskurs- und Sprachformen, laufen wir Gefahr eine Vielfalt an ambiguen Bedeutungen und einen inhaltlichen Reichtum zugunsten universeller Kommunizierbarkeit zu opfern. Hermetische Abschottung und selbstreferenzieller Rückzug in einen Jargon »für Eingeweihte«, wie es manche Kleinianer und Bionianer versuchen, ist jedoch ebenso mit aller Vehemenz abzulehnen. Die Mentalisierung erweist Bions Theorie einen wichtigen Dienst, weil erst durch sie wichtige inhaltliche Teilbereiche seines Werks Anerkennung in einer breiteren wissenschaftlichen Community erfahren haben. So konnte etwa die von Klein und Bion immer etwas »dunkel« und spekulativ bleibende Rede von Projektionen, Introjektionen, projizierten Teilobjekten und sonstigen psychischen Partikeln auf den Boden einer intersubjektiv und empirisch nachvollziehbaren Systematik affektiver Austauschprozesse gestellt werden. Letztlich ist damit sogar ein wenig Bion im wissenschaftlichen Mainstream angekommen. Dabei darf jedoch nicht übersehen werden, dass seine gesammelten Werke, die etwa 4.500 Seiten umfassen, bei Weitem nicht nur aus der Idee von Container-Contained bestehen und – vergleichbar mit Freud, Lacan und anderen klassischen Autoren – einer eigenständigen Würdigung bedürfen. Das impliziert nicht seine Vergötzung als Säulenheiliger, sondern erfordert eine weitere Auseinandersetzung mit seinen Ideen im Rahmen einer, wie es Poscheschnik (2009) nennt, »poetischen Forschung in der Psychoanalyse« (S. 335), die mit Freud beginnend von theoretisch kreativen Klinikern geprägt wurde, jedoch zunehmend in Bedrängnis kommt, weil ihre wissenschaftliche Legitimität infrage steht.

An dieser Stelle scheint es noch einmal wichtig, auf die weiter oben zitierte pragmatische Position des Sprachphilosophen Wittgenstein hinzuweisen und zu fragen: Zu welchen Handlungen regen bestimmte Begriffe an und zu welchen nicht? Ich würde behaupten, dass Psychoanalytiker, die aus dem Geiste und der Sprache Bions heraus praktizieren, mitunter andere Interventionen ansetzen und eine andere Grundhaltung einnehmen als Psychotherapeuten, die sich durch Lehrbücher und Kurse Techniken der mentalisierungsbasierten Therapie angeeignet haben. Zu beiden existieren überzeichnete Negativklischees, die meine Hypothese vielleicht ein wenig stützen: Dort steht der Bionianer als »schweigender Behälter« dem hyperaktiv nach Gefühlen fragenden Mentalisierer gegenüber. Auf die Praxis des Containing wird im Folgenden noch genauer geblickt. Mir geht es an dieser Stelle nicht um die Diskussion, wer wem überlegen ist, mir geht es um die Bewahrung von Vielfalt bei gleichzeitiger Anerkennung der Fragmentierungsprobleme der Psychoanalyse, auf die Fonagy mehrfach hingewiesen hat. Wo sich Containing von Mentalisierung ganz objektiv abhebt, ist die im weitesten Sinne epistemologische Dimension, die Bion näher an den Erkenntnisphilosophen Immanuel Kant als an Fonagy rücken lässt (vgl. Crepaldi, 2013). Auch darauf wird noch zurückzukommen sein. Des Weiteren kennt der Mentaliserungsansatz im Gegensatz zu Bions Idee eines malignen bzw. destruktiven Containing (vgl. Crepaldi, 2018) keine genuine Negativform: Ein aggressives Mentalisieren ist nicht vorstellbar, es wäre schlicht kein richtiges Mentalisieren mehr.

Containing als dreidimensionales Modell

Die Erörterung der vielfältigen Überschneidungen und/oder Missverständnisse im vorangegangen Kapitel zeigt aus meiner Sicht an, dass eine »Anleitung zur sachgerechten Verwendung« des Container-Modells notwendig geworden ist. Diese müsste sich sowohl an Kliniker als auch an Wissenschaftler richten und relativ kompakt bleiben. Im Folgenden möchte ich – von Bion inspiriert – ein relativ einfaches Raster vorschlagen, das dabei helfen soll, exakter anzugeben, auf welchen Aspekt von Container-Contained man sich beziehen will und welche Teilaspekte der Theorie eher in den Hintergrund treten. Bei dieser Gelegenheit können wir zugleich die Grundlagen von Bions Ansatz noch einmal kurz rekapitulieren.

Aus meiner Sicht wird man der Komplexität von Containing dann ausreichend gerecht, wenn man anerkennt, dass es mindestens drei grundlegende Dimensionen aufweist (die freilich eng zusammenhängen, aber unterscheidbar bleiben) und dass diese Dimensionen (I–III) jeweils unter dem Gesichtspunkt von drei verschiedenen Polaritäten (a–c) betrachtet werden können (siehe Tab. 1).

Die drei Dimensionen

Die epistemologische Dimension (I)

Ich beginne mit dem aus meiner Sicht am häufigsten vernachlässigten Aspekt, nämlich der erkenntnis- bzw. wissenschaftstheoretischen, der *epistemologischen* Dimension. Bion ist seinem Selbstverständnis nach von ganzem Herzen Kliniker und seine

	I epistemo- logisch	II entwicklungs- theoretisch	III anwendungs- bezogen
a Beziehungs- modus (parasitär, sym- biotisch oder kommensal)	Ia	IIa	IIIa
b Innen – Außen (intrapsychisch oder inter- subjektiv)	Ib	IIb	IIIb
c Abstraktionsstufe (verdauen, träu- men oder denken)	Ic	IIc	IIIc

Tab. 1: Das 3×3 des Containing

theoretischen Bemühungen gelten nach seiner eigenen Aussage vor allem der angewandten Psychoanalyse. Dennoch ist all jenen Kommentatoren zuzustimmen, die betonen, dass er weit über dieses therapeutische Feld hinausgeht, insbesondere dort, wo er grundsätzliche philosophische Fragen nach Denken und Erkennen aufwirft. Was ist Denken? Was bedeutet es, Gedanken zu denken? Wie entsteht das denkende Subjekt? Wie wir bereits gesehen haben, sieht Bion eine epistemologische Priorität der Gedanken gegenüber dem Denken. Der psychische Prozess »Denken« entsteht als Reaktion auf Anforderungen der Realität, weil wir permanent mit einem anders nicht zu bewältigenden Chaos an inneren und äußeren Stimuli konfrontiert werden. Diese am Beginn des Lebens vor allem körpernah erlebten Reize werden als die *ersten Gedanken* verstanden – rudimentäre psychosomatische Zustände, die uns quasi dazu zwingen ein Format für das Denken, sprich einen Container zu suchen oder einen solchen in der Folge selbst auszubilden (bzw. immer wieder um- und nachzubilden). Diese Übergänge von Contained zum Container entsprechen auch der Aktivität des Realitätsprinzips. Gedanken gibt es, bevor es Denker gibt: Bion spricht mit dieser paradoxen Formulierung eine vom menschlichen Geist unabhängige Realität der Fakten an. Nicht die Wahrheit, sondern einzig die *Lüge* setze einen Denker voraus (vgl. Bion, 2006, S. 118). Bion möchte mit aller Vehemenz auf die immer präsente Gefahr eines »falschen Denkens« hinweisen, die mit der Genese des Subjekts zugleich gegeben ist. Containing-Prozesse können scheitern, maligne geartet sein bzw. die Realität nicht angemessen repräsentieren, sie sogar missrepräsentieren oder mehr oder weniger mutwillig verstellen. Jedenfalls ließen sich Probleme der Wissenschaftstheorie »nicht zulänglich formulieren, ohne die psychoanalytische Erfahrung von Denkstörungen zu Rate zu ziehen« (Bion, 1992b, S. 118).

Der Psychoanalytiker geht damit in eine ähnliche Richtung wie der deutsche Philosoph Immanuel Kant, den er auch immer wieder in den Zeugenstand zitiert. Auch für Kant ist das Subjekt zunächst einem chaotischen »Gewühle« an Empfindungen ausgesetzt, dem es nur durch Prinzipien eines formgebenden Intellekts Herr werden kann. Bei Kant sind diese Prinzipien des Geistes allerdings von vornherein (a priori) angelegt (angeboren) und bedürfen nicht einer besonderen psychosozialen Entwicklung, die Bion hingegen stets betont. Erkenntnistheoretisch innovativ ist auch Bion Verständnis des Begriffs »Gedanke«, der seinen Ursprung und seinen Gehalt im Sinnlich-Affektiven hat und deshalb oft synonym mit dem Begriff »Gefühl« verwendet wird, ähnlich wie in der Alltagssprache die Redensart »Ich habe das Gefühl, dass …« häufig für die Formulierung von Gedanken oder Ahnungen gebraucht wird (vgl. Bion, 1992a, S. 131). Das Rohmaterial des abstrakten Denkens besteht demnach in emotionalen Erfahrungen, die sich durch erfolgreiches Containing zu Träumen, Ahnungen, Narrativen, Modellen, Theorien und wissenschaftlichen Hypothesen verdichten können. Der kategoriale Unterschied von emotional und kognitiv, in dem sich eine lange Geschichte der Spaltung von Gefühl und Verstand der westlichen Metaphysik widerspiegelt, soll hier zugunsten eines fließenden Kontinuums überwunden werden.

Ein wesentliches Element von Bions Erkenntnistheorie bildet das Ereignis der *Entdeckung von Kohärenz*, die durch Containing möglich wird. Wenn es zur kreativen Paarung von Container und Contained kommt, können neue Gedanken »geboren« werden. Das Neue besteht jedoch nur in einer Entdeckung von konstanten Verbindungen zwischen Elementen, die zuvor auf verwirrende oder chaotische Weise unverbunden erschienen sind. »Die Zusammenhangsbildung als zentrales Prinzip in der Entwicklung des Denkens gehört zum Inhalt [...] des Begriffes ›Behälter‹« (Krejci, 1992a, S. 13). Immer wieder sieht sich das Subjekt im Erkenntnisprozess vor die Aufgabe gestellt in einem Nebel aus vermeintlich disparaten und verwirrenden Teilobjekten – Bion nennt diese auch »Unsicherheitswolken« *(uncertainty clouds)* – Kohäsion, Struktur und Ordnung zu finden. Das Subjekt muss jedoch diese Position der Sicherheit und des Wissens immer wieder auch verlassen können, ansonsten werden gewonnene Abstraktionen zu überwertigen Ideen, leeren Floskeln oder dogmatischen Lehrsätzen. Angemessene Repräsentationen der Realität können nur dann entstehen, wenn *Ungewissheit* und *Nichtwissen* (das Formlose bzw. das Nicht-Contained) aufs Neue ausgehalten und durchgearbeitet werden, bis wieder Bedeutung generiert werden kann. Die Frustrationstoleranz, die notwendig ist, um den Zustand des Nichtwissens zu ertragen, nennt Bion die *negative Fähigkeit*. Wahrhafte Erkenntnis ist dort möglich, wo im Kern des Erkannten eine Negativität bewahrt wird, ein sich immer entziehendes Element. Die Entsprechung für dieses nicht benennbare Formlose und Unerkennbare in der Philosophie Kants ist das sogenannte *Ding an sich*, eine Realität hinter den Erscheinungen, die uns nie zugänglich wird. Eine weitere ausführliche Auseinandersetzung mit der Erkenntnisphilosophie Bions und Kants scheint hier jedoch nicht mehr angebracht, ich habe diese an anderer Stelle unternommen (vgl. Crepaldi, 2009; 2013).

Die entwicklungstheoretische Dimension (II)

Ein Hauptverdienst von Bions Ansatz für die (psychoanalytische) Entwicklungswissenschaft liegt in der theoretischen Konzeptualisierung der vorsprachlichen Erlebniswelt und primitiven Fantasietätigkeit des Neugeborenen. Durch empirische Forschung allein kann dieser Bereich der psychischen Realität nicht kartografiert werden. Die Theorie umfasst die nonverbal-emotionalen

Austauschprozesse des Babys mit seinen Bezugspersonen und die durch Internalisierungsprozesse angestoßene Entwicklung einer psychischen Struktur, die zur Repräsentation von mentalen Zuständen befähigt und die für die heutige Diskussion in Hinblick auf psychodynamische Diagnostik so bedeutsam geworden ist (vgl. Arbeitskreis OPD, 2009). Als Entwicklungstheorie ermöglicht Bions Ansatz die Herstellung eines Zusammenhangs von frühkindlichen Entwicklungserfahrungen mit schweren Psychopathologien (z.B. Psychosen) im Erwachsenenalter und er ermöglicht eine anderes »Framing« bzw. eine tiefere Interpretation von Daten aus der Beobachtung von Mutter-Kind-Interaktionen in der wichtigen Bindungs- und Säuglingsforschung. Die begriffliche Erfassung dessen, was sich jenseits der Sprache bzw. der symbolischen Ordnung abspielt, muss notgedrungen ein Stück weit Spekulation bleiben (vgl. Crepaldi, 2008). Bion war sich dieses methodischen Problems sehr bewusst, dennoch hat es manche Forscher dazu veranlasst, seine metapsychologischen Überlegungen – sprich Theorien über Struktur und Entwicklung des seelischen Apparats, die über das Messbare und Beobachtbare hinausgehen – sehr kritisch zu sehen und ihnen tendenziell einen wissenschaftlichen Wert abzusprechen. Zur Grundsatzdiskussion zwischen metapsychologischer Theoriebildung und empirischer Forschung hat unter anderem Dahl (2001) differenzierte Beiträge vorgelegt.

Die anwendungsbezogene Dimension (III)

Die Idee des modifizierenden Behälters ist, wie bereits gezeigt werden konnte, im Zuge der psychoanalytischen Arbeit mit schwer gestörten Patienten entstanden. Die klinische Praxis war von jeher der entscheidende Entstehungskontext für das Theoretisieren Bions. Das Paar Analytiker-Patient ist eine konkrete Manifestation des kreativen Paars Container-Contained (♀♂). Containing ist in dieser Hinsicht ein Wort für die sich in jedem Moment neu entfaltende und sich dynamisch verändernde Realität der klinischen Interaktion im Behandlungszimmer und die sie stets begleitenden mentalen Verarbeitungen. Containing in diesem weiten Sinne ist nicht auf eine spezifische Haltung oder Handlung des Psychotherapeuten in einem bestimmten Moment zu reduzieren. Die konkrete Darstellung des Anwendungsbezugs soll jedoch im folgenden Kapitel erfolgen.

Die drei Polaritäten

Diese drei unterscheidbaren Dimensionen (I–III) können jeweils unter dem Gesichtspunkt von drei verschiedenen Polaritäten (a–c) betrachtet werden.

Beziehungsmodus (a)

Container und Contained können in unterschiedlicher Weise aufeinander bezogen sein. Bion unterscheidet eine symbiotisch-abhängige, eine kommensal-entwicklungsfördernde und eine parasitär-aggressive Beziehungsmodalität. Die symbiotische Beziehungsform ist stark mit Stagnation assoziiert: Ein Therapeut und ein Patient können sich hervorragend verstehen und sich dennoch unbewusst einigen, dass schwierige Themen vermieden werden. Das kommensale Paar hingegen vermag es, schwierige oder traumatische Erfahrung gemeinsam durch einen Umbildungsprozess zu bewältigen. Dabei entwickeln sich beide Seiten. Im parasitären Verhältnis werden Funktionen des Containers durch aggressiv-projektive Angriffe blockiert. Das könnte sich etwa in paranoiden Fantasien des Patienten äußern, der seine affektiven Zustände externalisiert und dadurch die Kapazität des Therapeuten zu arbeiten beeinträchtigt. Zu denken wäre hier auch an Eltern mit Borderline-Störungen die unter Umständen in einem unbewusst neidvoll-aggressiven Kontakt zu ihren Kindern stehen und deren Entwicklung dadurch beeinträchtigen oder schädigen.

Innen – Außen (b)

Wenn man eine Achse annimmt, bei der ein Pol das Eigenpsychische und der gegenüberliegende Pol das Fremdpsychische ist, gilt es jeweils zu bestimmten, wo auf dieser Achse man sich gerade befindet, wenn man von Containing spricht. Man könnte einen vor allem individuellen Prozess im Blick haben, bei dem emotionale Erfahrungen zu Träumen, Fantasien oder abstrakten Gedanken umgebaut werden. Oder man denkt bei Containing vorwiegend an konkrete zwischenmenschliche Interaktionen, wie zum Beispiel zwischen Eltern und Kind, Therapeut und Patient oder Individuum und Gruppe – mit anderen Worten: Geht es um das Intrapsychische oder um die Intersubjektivität?

Abstraktionsstufe (c)

Ferner kann geklärt werden, wo im Kontinuum zwischen konkret und abstrakt, zwischen körpernah oder entkörperlicht das Containing jeweils anzusiedeln ist. Ich habe vorgeschlagen die körpernah-sinnliche (z. B. drängende innere Bedürfnisse, nicht repräsentierte Selbstzustände) und entwicklungsgeschichtlich »frühe« Ebene eher mit dem Verdauungsmodell zu assoziieren. Das Fantasieren, das Träumen und die Narrativbildung wären eher mit der bildhaft-imaginären Ebene der Traumarbeit verbunden. Auf der abstraktesten Stufe (Abstraktions-, Theorie- und Hypothesenbildung) kann Containing als Synonym für das Denken verstanden werden.

Exkurs in die vierte Dimension: Assoziationen zu kulturtheoretischen Implikationen von Container-Contained

Auf kulturtheoretische Aspekte wurde das Containing bisher kaum befragt. Wenn Bion (1997a) vom »Zähmen wilder Gedanken« *(Taming Wild Thoughts)* spricht, streift er aber mit der Metapher des »Zähmens« unwillkürlich die Frage der Domestikation des Menschen und den Übergang von Natur zu Kultur, an dem Freud sehr interessiert war. Der Container ist eine psychische Struktur, um Gedanken zu denken, sprich diese einem Ordnung stiftenden, Zusammenhang bildenden und kreativen psychischen Prozess zu unterwerfen. Gedanken, die nicht contained werden, sind frei flottierende mentale Inhalte, wild, ungeordnet, chaotisch, verwirrend, triebhaft bzw. affektiv hochgradig aufgeladen; insofern kann man das »zähmende« Einhegen von Gedanken auch in der Nähe des Freud'schen Begriffs der *Sublimierung* ansiedeln. Der Triebverzicht ist für Freud die grundlegendste Voraussetzung für das Entstehen von Kultur (vgl. Freud, 1930a). Die direkte Abfuhr von sexuellen und aggressiven Regungen muss um der Kohäsion einer Kulturgemeinschaft willen weitestgehend aufgegeben werden. Da aggressive und libidinöse Impulse aber nicht einfach durch einen bewussten Akt des Verzichts zum Verschwinden gebrachten werden können, müssen sie kollektiv modifiziert werden. Freud hat eine sich auf sozialer Ebene vollziehende »Veredelung« von Triebenergie für »höhere« kulturelle Ziele im Blick. Wenige Glückliche können sich in Kunst und Wissenschaft, nach Freud die höchsten Formen der Sublimierung, betätigen; den meisten Menschen bleibt nur die »gemeine Arbeit« als Container für ihre Triebe. Zwischenmenschliche Beziehungen unterliegen einem fortlaufenden Prozess der Enkulturation, einer Formung in Hinblick auf Kulturtauglichkeit. Erst durch die Sublimierung der Triebziele in Bezug auf andere Menschen treten nach Freud nicht manifest sexuelle Formen der Zuneigung, wie im Falle familiärer Beziehungen, Freundschaften oder Kameradschaften, überhaupt als kulturelle Möglichkeiten in Erscheinung, freilich in historisch sehr unterschiedlicher Gestalt. An diesem Punkt ließe sich die Frage aufwerfen, auf welche Art eine Kultur, eine Epoche bzw. eine bestimmte Gesellschafts- und Wirtschaftsform unser Zusammenleben einrahmt (contained) oder von welcher Qualität der Rahmen oder Container ist, den eine bestimmte Kultur, Zivilisation oder Gesellschaft zur Verfügung stellt.

Freud hat sich in seinen kulturtheoretischen Schriften auch für das Phänomen des Krieges interessiert, das er als Regression in einen enthemmten (ungezähmten) Zustand deutet und über das er sich unter anderem mit Albert Einstein austauscht (vgl. Freud, 1933b). Bion hat in beiden Weltkriegen gedient, im ersten an der Front, im zweiten als Armeepsychiater. Aufgrund seiner Verdienste als Kommandeur einer Panzerdivision wurde er 1918 von der britischen Armee mit dem *Distinguished Service Order* ausgezeichnet, einer Medaille für besondere militärische Verdienste auf dem Schlachtfeld. Diese hat er mit dem hohen Preis einer schweren Traumatisierung bezahlt. Dessen eingedenk lässt sich auf die Bedeutung des Containers als Aggression und Destruktion eindämmende Kraft verweisen. Verhält sich der Container zur Projektion wie der Panzer zum Projektil? Auch in einem anderen nicht minder gefährlichen Bereich der modernen Technik begegnen wir der Container-Semantik: Kernkraftwerke verfügen über ein sogenanntes *Containment*, ein Sicherheitsbehältersystem, das im Störfall vor radioaktiver Kontamination schützt. Die Analogie zum Seelenleben mag man als überzogen zurückweisen, man kann jedoch nicht genug betonen, dass Bion mit seiner Konzeption keine friedfertig-einträchtigen Situationen beschreiben will, sondern gerade das Explosive, das Traumatische und *Katastrophische* menschlicher Erlebensformen im Blick hat, die einer Dämmung, einer Struktur oder einer Ordnung bedürfen.

Gesellschaftstheoretisch relevant ist auch die Frage Bions, wie Gruppen, Gesellschaften oder Organisationen reagieren, wenn in ihrer Mitte außerordentliche Individuen (Bion nennt diese wahlweise »Genie«, »Messias« oder »Mystiker«) auftreten, die neue oder gar revolutionäre Ideen vorbringen und mit althergebrachten Verfahren und Paradigmen brechen. Wie werden sie vom jeweiligen Establishment contained? Werden sie beschränkt, unterdrückt, gefördert oder idealisiert? Bion weist auf verschiedene historische Persönlichkeiten und deren Schicksale hin. Es scheint jedoch naheliegend, dass er hier auch stark auf seine persönliche Erfahrung rekurriert, hat er doch selbst einmal als »Genie« die Karriereleiter der *British Psychoanalytical Society* erklommen; zwischen 1962 und 1965 war er sogar deren Präsident und wurde wie ein psychoanalytischer »Messias« gefeiert, um bald darauf als Häretiker von der psychoanalytischen Gemeinschaft geächtet zu werden (vgl. Wiedemann, 2007). Wir könnten uns fragen, wie die psychoanalytische Community heute auf neue Ideen reagiert, ob sich konservierende oder progressive Kräfte durchsetzen und ob es überhaupt Innovativen gibt, die diesen Namen verdienen.

Eine Anwendung von Container-Contained im Bereich der Analyse kultureller Objektivationen, etwa der bildenden Kunst, des Films oder der Musik, ist ebenso möglich und wurde zum Teil bereits in Angriff genommen (vgl. Niedecken, 2008). Das Buch *Transformationen* lässt Bion mit der Beschreibung eines Malers beginnen, der ein Mohnfeld, das er gerade betrachtet, auf eine Leinwand bannen möchte und fragt: Was genau ist der Unterschied zwischen dem gemalten Mohnfeld und dem konkreten

Erlebnis, es mit eigenen Augen vor sich zu sehen? Gibt es eine *Invariante*, also etwas, das sowohl dem in natura erlebten als auch dem durch Abbildung repräsentierten Mohnfeld gemein ist? Vor diesem Hintergrund ließe sich Kultur als ein durch fortlaufende Containing-Prozesse hervorgebrachtes System von wechselseitig abhängigen und verknüpften Repräsentationen beschreiben, die in Bezug auf das, was sie be-in-*halten*, abbilden oder repräsentieren sollen, von besserer (entwicklungsförderlicher) oder schlechterer (parasitärer) Qualität sein können. Immerzu wird der Mensch vom Formlosen der Natur angesprochen oder stimuliert und kann diesen ungeformten Wirklichkeitsimpressionen qua seiner Subjektivität eine Gestalt oder einen Ausdruck verleihen. Die Substanz, das Invariante der verschiedenen Repräsentationen ist dem Subjekt gegenüber präexistent: Die Gedanken existieren schon, bevor sie gedacht, die Bilder, bevor sie gemalt, die Lieder, bevor sie geschrieben werden. Diese zunächst etwas mystisch anmutende Weltanschauung erscheint aber auch in profaneren Gefilden der Popkultur: Noel Gallagher, der Songwriter der ehemals erfolgreichen britischen Rockband *Oasis*, ist »Bionianer« ohne es zu wissen, wenn er den kreativen Prozess des Liederschreibens relativ bescheiden als Fischen an einem gemeinsamen Teich mit anderen Fischern beschreibt:

> »I still think tomorrow might be the day that I write the greatest song of all time. It's like going fishing. The guitar is your fishing rod, and if I'm not fishing for that song, fucking Bono [Sänger der irischen Popband U2] will get it […]. We're all fishing in the same river, and it's cutthroat, baby« (Rolling Stone, 2015).

In diesem Ansatz ist das Individuum nicht mehr Schöpfer aus dem Nichts, sondern eher Mittler, Medium eines (natur)geschichtlichen Prozesses, der in seinem individuellen Container kondensieren und in seinen Werken verdichtet zum Ausdruck gebracht werden kann.

Containing als Leitidee für die psychotherapeutische und psychosoziale Praxis

Wir haben im bisherigen Verlauf unserer Ausführungen immer wieder einen Zusammenhang zur psychotherapeutischen Arbeit hergestellt. In diesem abschließenden Kapitel wollen wir diesen Anwendungsbezug des Containing-Modells nun systematisch erfassen. Container-Contained bezeichnet keine spezifische Technik, die ein Psychotherapeut aus seiner Werkzeugkiste holt, es ist kein Instrument unter anderen, *für* oder *gegen* das sich ein Therapeut in einer bestimmten Situation bewusst entscheidet. Es kann nicht lokalisiert werden, denn es ist weder ein materieller noch ein geistiger Gegenstand mit klaren Umrissen. Containing existiert, wie Cartwright (2010) präzise herausarbeitet, nur in der mentalen Verbindung des analytischen Paars bzw. in einem komplexen interpersonellen Feld zwischen Patient und Therapeut, in dem beide Seiten durch die jeweils andere definiert werden und beide Seiten ihren Beitrag zur Produktion von Bedeutung leisten. Bei der Praxis des Containing geht es also in erster Linie um die Begegnung zweier »Psychen« und darum, wie diese Begegnung Veränderung ermöglicht (und zwar auf beiden Seiten). Psyche wird hier als etwas grundsätzlich Dynamisches verstanden, das sich immer im Zustand des *Übergangs* befindet, also immer dabei ist, etwas anderes zu werden, und diese Transformation der Erfahrung wird durch eine Dialektik der Begegnung mit dem anderen vermittelt (vgl. ebd.).

Übertragung und *Gegenübertragung* gelten bis heute als die wichtigsten Grundbegriffe der Psychoanalyse, wenn es darum geht die eigenwillige Begegnung zwischen Psychoanalytiker und Analysand theoretisch zu beschreiben. Mit Übertragung bezeichnet man üblicherweise die unbewusste Reaktivierung von frühkindlich erworbenen Interaktions- und Beziehungsmustern des Patienten in der Therapiesituation. Als Gegenübertragung bezeichnet man global die Summe aller unbewussten Reaktionen des Therapeuten auf die Beziehungsangebote des Patienten, die sich unter anderem in Affekten, Impulsen, Gedanken, Fantasien und körperlichen Empfindungen manifestieren können. In Bions Theorie treten diese beiden klassischen Begriffe eher in einer randständigen und nicht systematischen Funktion in Erscheinung. Das Begriffspaar Container-Contained scheint das gewohnte Begriffspaar Übertragung-Gegenübertragung zu ersetzen, da Letzteres aus Bions Sicht zu stark in einem biografisch geordneten und kausalen Denkschema fixiert ist, wie in folgendem, bewusst konstruierten und klischeehaften Beispiel für psychoanalytische Erklärungsversuche veranschaulicht werden soll:

> Ein Patient, der in seiner Kindheit sehr häufig vom Vater kritisiert wurde, verschiebt diese Beziehungserfahrung unbewusst auf den Therapeuten, dessen Kritik er nun unbewusst erwartet, vor der er sich ängstigt; daher gestaltet er den Kontakt zum Therapeuten defensiv und übervorsichtig. Der Therapeut ärgert sich zunehmend angesichts der vermeidenden Strategien des Patienten und verspürt den Impuls dieses »Versteckspiel« schonungslos offenzulegen. Man kann zu dem Schluss kommen, der Therapeut sei in dieser Szene und in seinem Erleben unbewusst mit dem Vater des Patienten identifiziert, und wenn er seinem eigenen Gegenübertragungsimpuls nachgibt und den Patienten mit kritischem Unterton anspricht, wiederholt er eine für diesen Patienten typische traumatische Modellszene aus dessen Kindheit. Der klassisch-orthodoxe Psychoanalytiker hätte daher die Aufgabe diese unbewusste Zuschreibung einer fremden Rolle an seine Person zu deuten, das heißt dem Patienten dessen Wahrnehmungsverzerrung bewusst zu machen, ihn damit zu konfrontieren und dem Patienten dadurch einen möglichen Ausweg aus dem Zirkel der ständigen Wiederholung bzw. der ewigen »Wiederkehr des Verdrängten« zu ermöglichen. In diesem imaginierten Beispiel könnte der Analytiker in etwa Folgendes sagen: »Sie spielen mit mir Verstecken. Sie versuchen möglichst wenig von sich zu zeigen, weil sie meine Beurteilung fürchten, so wie sie einst die Kritik ihres Vaters fürchten mussten.«

Es war nicht zuletzt die klinische Erfahrung mit schweren Persönlichkeitsstörungen und Psychosen, die Bion gelehrt hat, dass viele Patienten sich durch biografisch-rekonstruktive Übertragungsdeutungen dieser Art nicht entwickeln können und dass es fragwürdig ist, welche therapeutische Wirkung Deutungen dieser Gattung überhaupt entfalten – ganz unabhängig davon, ob sie »objektiv« wahr sind, oder nicht. Er konnte häufig beobachten, wie Patienten keinerlei spürbare Resonanz auf solche Interventionen zeigten. Das Hauptproblem bei dieser »klassischen« Technik bestehe in einer Reihe von Vorannahmen, die der Analytiker bestimmten Theorien (z.B. dem Ödipuskomplex) entlehnen müsse, um Deutungen formulieren zu können. Vorannahmen werden schnell zu Vorurteilen, die nicht mehr ausreichend mit Erfahrung gesättigt werden. Aus Vorurteilen werden wiederum verallgemeinerte kausale Erklärungsmuster (z.B. der kritische Vater als Ursache eines ungelösten Ödipuskomplexes), an denen sich ein Therapeut während des gesamten therapeutischen Prozesses mehr oder weniger rigide oder konkretistisch orientieren kann. Durch diesen stets ein Stück weit willkürlich bleibenden Selektionsprozess können bestimmte Aspekte der Persönlichkeit des Patienten nicht mehr zu Geltung kommen. Demgegenüber ist Containing expliziter auf das Hier und Jetzt bezogen, das Interesse richtet sich verstärkt auf das jeweils gegenwärtige Erleben im Behandlungszimmer und weniger auf ein »Dort und Damals« jenseits davon. Insofern ist das Paar Container-Contained abstrakter als das Konzept der Übertragung und dadurch flexibler, da es mehr Bedeutungen annehmen kann, als die meistens biografisch-rekonstruktiv interpretierte (und oft auf Eindeutigkeit abzielende) Dynamik von Übertragung und Gegenübertragung es vermag. Wie aber Containing ganz praktisch aussehen und funktionieren soll, wurde trotz der häufigen Verwendung des Modells in der psychoanalytischen Fachliteratur erstaunlich selten untersucht. Eine wichtige Ausnahme bildet das Buch des südafrikanischen Psychoanalytikers Duncan Cartwright (2010), auf das ich im Folgenden immer wieder zurückkommen werde.

Containing in der psychoanalytischen bzw. psychotherapeutischen Behandlung von Patienten im Einzelsetting

Viele der Missverständnisse, die es im Zusammenhang mit Container-Contained gibt, laufen darauf hinaus das Modell mit einem kurzsichtigen Empathiebegriff gleichzusetzen. Allzu häufig wird mit dem Containing eine durch Passivität gekennzeichnete Haltung assoziiert, bei der ein Therapeut möglichst still dasitzen und wie ein Schwamm absorbieren soll, was ein Patient sagt. Interventionen des Therapeuten dienen in diesem Verständnis hauptsächlich dem Zweck, Patienten zu beruhigen, zu bestätigen oder ihnen gegenüber Mitgefühl auszudrücken. Diese Elemente sind nicht grundsätzlich falsch oder kritikwürdig, aber sie drücken eine von Bion nicht intendierte Normativität (z. B. man *soll* sich ruhig verhalten) und Verkürzung seines Ansatzes aus. Solcherlei Charakterisierungen sind oft an eher unwesentlichen Äußerlichkeiten orientiert. Wesentlicher beim Containing ist der generativ ausgerichtete intrapsychische Umbildungs- und intersubjektive Austauschprozess, der in der klinischen Realität konkret durch die *Intuition* (Rêverie) des Psychoanalytikers, sein aktives *Engagement* und seine Hilfestellung beim *Benennen* von bisher *unartikulierten Erfahrungen* initiiert und bewusst gefördert wird.

Der Patient kommt mit der unbewussten Hoffnung zur Therapie, dass schmerzhafte Themen und schwer erträgliche innere Zustände einen Receiver finden mögen, der dazu in der Lage ist, eine Modifikation des Signals vorzunehmen, um es in einer für den Patienten besser hörbaren Frequenz widerzugeben. Nicht repräsentierte innere Zustände sollen zur Sprache kommen und dadurch einem Verstehen zugänglich gemacht werden. Jedoch bleibt auch die Metapher vom Empfänger problematisch, insofern sie ein pseudoneutrales, objektives Bild vom Analytiker als unbeteiligtem Beobachter nahelegt, der sich bloß »zur Verfügung stellt«. Damit nicht die überkommene Vorstellung vom Therapeuten als »weiße Leinwand« wiederholt wird, muss mit Nachdruck darauf hingewiesen werden, dass das projizierende Subjekt nur etwas evozieren kann, was im rezeptiven Objekt schon irgendwie vorhanden ist (vgl. Cartwright, 2010, S. 30). Der Terminus Container – und Bion sah diese Gefahr voraus – legt jedoch die Vorstellung eines materiell ausgedehnten, dreidimensionalen Gefäßes nahe, das irgendwelche Dinge in sich aufnimmt; ein Therapeut mag in einer bestimmten Situation zwar durchaus die Fantasie entwickeln, er sei der sprichwörtliche »Mülleimer«, in den der Patient alle seine schlechten Teile hineinwirft, die er nicht spüren will und daher von sich abspaltet; *tatsächlich aber gibt es nichts Dingliches, das vom Patienten »in« den Therapeuten »gelegt« wird.* Fühlen kann der Therapeut nur seine eigenen Emotionen, die durch das Phänomen empathischer Resonanz bei ihm ausgelöst und verstärkt werden können. Niemals »hält« oder »beinhaltet« der Therapeut ihm vollends äußerliche, *fremde* Gefühle – das zu denken käme einem Abdriften in die Esoterik gleich; nichtsdestoweniger können den Therapeuten diese evozierten eigenen Gefühle sowohl in ihrer Intensität als auch im Kontext ihres Auftretens *befremden*. Und genau dieses Befremden kann der Therapeut zum Gegenstand von Reflexion machen.

Fallksizze 3

Ein 19-jähriger Mann wird mit der Diagnose Borderline von einem Psychiater zu mir überwiesen. Der Patient ist schon öfter mit dem Gesetz in Konflikt geraten, er hat mehrfach kleinere Geldbeträge gestohlen und wurde dabei erwischt. Es fehlt ihm jegliches Unrechtsbewusstsein. Er empfindet das starke und kaum zu bändigende Gefühl, dass ihm von anderen Menschen vieles, das ihm zustünde, vorenthalten wird. Den daraus entstehenden Hass auf alles und jeden agiert er außerhalb unserer Termine durch destruktives und dissoziales Verhalten (z. B. zahlreiche »Unfälle«, Selbstverletzungen, Sachbeschädigungen etc.) aus. Um sich in den Sitzungen mit mir von diesem dominanten negativen Affekt zu entlasten, projiziert er den Hass unbewusst auf sein inneres Bild (seine mentale Repräsentation) des ihm gegenübersitzenden Analytikers. Sein inneres Bild von mir fungiert zwischenzeitlich als Behälter für Hass. Diese unbewusste Verzerrung des Analytikerbildes korreliert nun mit seiner bewussten Überzeugung, dass ich ihn verachten und in Wahrheit ablehnen würde, auch wenn ich das nicht offen sage. Wie so viele andere Menschen enthalte auch ich ihm vor, was ihm zusteht (z. B. Anerkennung, Respekt, interessierte Aufmerksamkeit für seine Person etc.). Er nimmt nun beliebige

> Begebenheiten (z. B. eine mir unterstellte Unaufmerksamkeit, die er an einem bestimmten Gesichtsausdruck meinerseits festmacht) zum Anlass, diesen verschobenen Hass aktiv in Szene zu setzen, das heißt, den Hass konkret in Interaktion mit mir umzusetzen. Weil er von meiner negativen Einstellung ihm gegenüber voll und ganz überzeugt scheint, verhält er sich proaktiv feindselig und evoziert in verschiedenen interaktiven Sequenzen *tatsächlich* Gefühle der Ablehnung auf meiner Seite. Es sei hinzugefügt, dass »evozieren« in diesem Zusammenhang eine eher unpräzise Ausdrucksweise darstellt, denn es handelt sich natürlich nicht um Emotionen, die mir als Person völlig fremd wären (selbstverständlich habe ich im Laufe meines Lebens verschiedene Erfahrungen mit meinen eigenen feindseligen Gefühlen und Einstellungen gemacht und diese Gefühle für den Patienten sind *meine* Gefühle); irritiert und befremdet bin ich jedoch angesichts der Intensität dieser Affekte und spüre nicht selten den drängenden Impuls, meiner größer werdenden Wut auf den jungen Delinquenten offen Ausdruck zu verleihen. Dennoch versuche ich so weit als möglich nicht der Verführung zu erliegen mich zu »revanchieren«, sondern warte meistens etwas ab, um diese in mir entstehenden Regungen angemessen versprachlichen zu können und sie für Interpretationen unserer Interaktion zu verwenden. In verschiedenen Szenen spiegele ich ihm, dass er sehr eindeutige und in manchen Momenten völlig unverrückbare Überzeugungen über mich zu haben scheint, die mit Blick auf viele andere Sitzungen, in denen vertrauensvoller Kontakt möglich war, einer Realitätsprüfung nicht standhalten.

Mehrerlei Punkte sind in dieser Darstellung hervorzuheben: Das Containing spielt sich zunächst in der Psychodynamik des Patienten ab, der sein inneres Bild des Analytikers als Container für seinen Hass verwendet. Containing ist hier also zunächst ein intrapsychischer Verarbeitungsvorgang, der einer bestimmten Interaktion vorgelagert ist, die beim Therapeuten wiederum mentale Zustände evoziert, die metabolisiert werden müssen. Wenn der Therapeut nun diese negative Übertragung benennt, indem er eine bestimmte Deutung dieser Interaktion gibt, wird der Patient nun seinerseits damit beschäftigt sein, die Intervention des Therapeuten zu verdauen (containen). Aus diesem Zirkel kristallisieren sich mit der Zeit bedeutsame szenische Figuren heraus, die dem Patienten etwas über seine Innenwelt und seine Beziehung zum Analytiker und zu anderen Menschen aufschließen können und in mehrfachen Konstellationen durchgespielt werden, bis sie zu einer Veränderung der mangelhaft integrierten inneren Objektwelt des Patienten führen.

Wir haben es hier also nicht mit einem einseitigen Vorgang zu tun, bei dem die Rolle des Containers nur dem Therapeuten zugeschrieben wird. Containing muss *bidirektional* (in beide Richtungen verlaufend) und *zirkulär* verstanden werden; Therapeut und Patient sind stets wechselseitig damit befasst zu containen. Die Begrenztheit der Sprache soll hier zudem nicht den Irrtum befördern, dass diese psychischen Operationen so geradlinig ablaufen, wie es in obigem Beispiel anklingt. Die Projektionen des Patienten und das Aufnehmen, Verarbeiten und Deuten des Analytikers bilden in der Erfahrung der Begegnung keine streng lineare Abfolge; vielmehr sind es simultane Vorgänge. Es passiert sprichwörtlich alles zugleich und dieses Zugleich drückt sich auch in nichtsprachlichen Mikroprozessen der subtilen, wechselseitigen und überwiegend nonverbalen Abstimmung beider Seiten aus, die durch die empirische Psychotherapieforschung beschrieben wird (vgl. Bettighofer, 1994). Cartwright spricht in diesem Zusammenhang von einer primären, nichtbewussten Intersubjektivität, einer nicht-symbolisch organisierten Aufmerksamkeit für den anderen über sensomotorische und affektive Wahrnehmungskanäle (Cartwright, 2010, S. 13). Psychoanalyse leistet Entwicklungshilfe, damit aus diesem primitiven, angeborenen Gewahrsein *(awareness)* für den anderen eine begreifbare emotionale Erfahrung wird, die auf einer symbolischen Ebene mit Bedeutung gesättigt ist. Patient und Analytiker erschaffen im Verlauf des Prozesses etwas *Drittes*, das im günstigsten Fall die Entwicklung des Denkens auf beiden Seiten fördert.

Die Modi der Beziehung und ihre Anwendung in der psychotherapeutischen Praxis

Im »günstigsten Fall« bedeutet, dass es auch ungünstige Fälle gibt. Die Unterscheidung der Beziehungsmodi, die wir in vorangegangenen Kapiteln kennengelernt haben, kann sehr hilfreich bei der Einschätzung sein, inwieweit die analytische Arbeit insgesamt auf Entwicklung und psychisches Wachstum ausgerichtet ist bzw. inwieweit sie es nicht (mehr) ist. Zur Wiederholung: Mit dem Beziehungsmodus soll die Art bezeichnet sein, wie sich Therapeut und Patient unter der Dominanz einer miteinander geteilten unbewussten Fantasie aufeinander beziehen und wie diese Fantasie ihre Interaktion jeweils organisiert. Im *symbiotischen* Modus versteht sich das analytische Paar sehr gut, es ist gut eingespielt und optimal aufeinander abgestimmt. Der Modus bietet viel Sicherheit, tendiert jedoch zur Stagnation, die Entwicklung hemmt. Das Vertraute überwiegt so sehr gegenüber dem Neuen, dass man auch von einem Abwehrbündnis sprechen könnte: Therapeut und Patient befinden sich in einer Art Komplizenschaft, die ihre Verbindung absichern soll. Daher werden unangenehme Themen gemeinsam vermieden. Cartwright verwendet auch das Bild der »Bastion«, die veranschaulicht, wie sehr beide Beteiligten zusammenwirken und alles Dritte ausgeschlossen werden soll (Cartwright, 2010, S. 140). Diese therapeutischen Beziehungen können mitunter stark von wechselseitiger Abhängigkeit geprägt sein. Jedes fremde Objekt, jeder befremdliche Gedanke oder unerwartete Einfluss von außen wird tendenziell als Bedrohung wahrgenommen. Im Extremfall handelt es sich um eine *folie à deux*, eine neurotische (oder im Extremfall psychotische) Beziehungsform, zu der beide Seiten beitragen und die von beiden aufrechterhalten wird, wie im Falle einer komplementär ineinandergreifenden Konfliktstruktur, beispielsweise bei einem kontrollierenden Therapeuten und einer sich allzu gerne unterwerfenden Patienten. Eine andere denkbare Variante wäre eine vom Therapeuten mehr oder weniger stark empfundene Übereinstimmung mit neurotischen Verarbeitungen seines Patienten, wie in folgendem Beispiel.

Fallskizze 4

Während meiner psychoanalytischen Ausbildung behandle ich einen etwa 30-jährigen Patienten, der sich wegen Panikattacken an die Ambulanz unseres Ausbildungsinstituts wendet und letztlich bei mir auf der Couch landet. In dieser Therapie kann ich das Entstehen einer symbiotischen Konstellation miterleben. Schon im Erstgespräch ist mir der Mann spontan sympathisch und ich hoffe, dass er sich für eine Analyse bei mir entscheiden kann. Seine Themen interessieren mich. Was mich unter anderem sehr stark beeindruckt, ist die Tatsache, dass er trotz schwierigster familiärer Verhältnisse – seine Kindheit war von Beginn an durch die ständigen Psychiatrieaufenthalte der Mutter geprägt – eine einigermaßen stabile Persönlichkeit und erstaunliche Leistungsfähigkeit entwickelt hat. Er war erfolgreich in seinen Studien, hat spannende Ansichten, ist intelligent und zur Reflexion seiner selbst in der Lage. Unsere Sitzungen verlaufen aus meiner Sicht hervorragend. Wir sind bald gut aufeinander abgestimmt, wir sind in etwa gleich alt, teilen einen ähnlichen Humor und ich kann seine Sicht der Dinge fast immer sehr gut nachvollziehen. Heftige emotionale Turbulenzen und Krisen durchlebt er aber immer dann, wenn es darum geht einer Frau zu zeigen, dass er sie schätzt, sich in sie verliebt hat oder sich eine Beziehung mit ihr wünscht. In diesen Situationen erlebt er sich in einem für ihn unerträglichem Ausmaß vulnerabel und abhängig, sodass er dazu übergeht, direkte Gefühlsäußerungen oder tiefere Beziehungen immer mehr zu vermeiden. Es sind dann immer kleinere Gründe, die ausreichen, um eine Frau, die er gerade kennengelernt hat, für schlichtweg ungeeignet zu erklären. Seine leistungsfähige und kompetente Seite war zwar tatsächlich eine wichtige Ressource, sie war aber auch eine Kompensation für einen Mangel – und das Entscheidende: Sie war völlig isoliert von seinem emotional-bedürftigen Persönlichkeitsteil bzw. mit diesem in dauerhaften Konflikt. Da ich aber von seinen autonomen oder, genauer gesagt, pseudoautonomen Anteilen fasziniert bin und ich mich unbewusst mit diesem kompetenten Persönlichkeitsteil identifiziert habe, neige ich dazu seine emotionale Bedürftigkeit und seine Abhängigkeitsängste zu unterschätzen. Ohne dass es mir zunächst bewusst ist, konfrontiere ich ihn bei diesen Fragen viel weniger nachdrücklich und begegne ihm diesbezüglich viel gewährender, als es bei anderen Patienten der Fall ist. Unsere Allianz ist ein Stück weit zum Abwehrbündnis gegen schmerzhafte oder unangenehme Themen geworden; ein Korrektiv durch die Supervision war nötig und konnte diese unbewusste »Komplizenschaft« aufdecken und wichtige Veränderungen anregen.

Im *parasitären* Modus ist die Verbindung von Container und Contained permanent bedroht, von der Wucht nicht repräsentierter, nicht »entgifteter« Affektzustände angegriffen und beschädigt zu werden. Bion hat hier Patienten im Blick, die durch primitive Projektion negativer Selbstanteile ein Gefühl von Omnipotenz herstellen wollen und alles Schlechte, Verwerfliche, Böse, Schmutzige, Gierige und Frustrierende am Analytiker festmachen. Damit geht der unbewusste Versuch dieser Patienten einher eine lebendige emotionale Verbindung zur Person des Analytikers und zu dessen *containing function* abzutöten, auch weil sie dessen Fähigkeit »ungedachte« Gedanken zu denken aggressiv beneiden. Neid ist die Kernfantasie im parasitären Beziehungsmodus. Der Patient kann es nicht ertragen, dass der Analytiker ein einigermaßen abgegrenztes, integriertes Selbst ist, das dazu in der Lage ist auch heftige affektive Vorgänge zu regulieren und dem Patienten dennoch zur Verfügung zu stehen (vgl. ebd., S. 143). Mit anderen Worten: Der Analytiker wird gehasst, gerade weil er helfen kann.

Fallskizze 5

Eine 35-jährige Patientin mit einer schweren Borderline-Persönlichkeitsstörung, die in ihrer Kindheit massiv Opfer sexualisierter Gewalt durch ihren Vater war, zeigt in unseren Gesprächen ein geradezu obsessives Interesse an mir und ganz besonders an Ausbildungen, die ich absolviert habe. In forderndem Tonfall versucht sie mich wie in einem Verhör dazu auszufragen und immer mehr Details zu erfahren, von denen sie weiß, dass ich sie nicht preisgeben werde – meistens mit dem Ergebnis, dass sie sich der absoluten Wertlosigkeit bezichtigend ihrem Selbsthass hingibt. Sie selbst könne kaum ein Geschäft betreten ohne von unerträglichen Angstzuständen überflutet zu werden, geschweige denn ein Studium absolvieren. Sie sei so »dumm, hässlich und abstoßend«, dass es schon richtig sei, dass ihr Vater sie ordentlich »rangenommen« hätte; zu etwas anderem tauge sie ohnehin nicht. An diesem Punkt ist es beinahe gleichgültig, was ich ihr als Therapeut anbiete, es wird sicher nicht das Richtige sein. Ich kann es ihr in diesem Modus nicht recht machen, denn alles, was sie möchte, ist mich an meiner Aufgabe scheitern zu sehen. Egal ob ich schweige, Halt anbiete, Verständnis ausdrücke oder ihr relativ neutral spiegle, was mir auffällt – auf jede

> therapeutische Intervention oder Aktivität meinerseits folgt in solchen Momenten eine »Hasstirade«, in der sie mir lauthals schreiend alle derben Schimpfwörter, die ihr gerade einfallen, an den Kopf wirft. Ich fühle mich in diesen Situationen völlig geplättet, überfahren, gelähmt und kann für einige Sekunden keinen klaren Gedanken fassen. Ich habe die Fantasie, dass sie mit der größten Axt, die sie finden kann, auf die therapeutische Situation eindrischt. Es scheint mir bemerkenswert, dass sie in den Gesprächen, die so einem Wutanfall nachfolgen, immer besonders ruhig, bedürftig und vertrauensvoll mit mir in Kontakt tritt. Sie scheint über meine Bereitschaft die Gespräche mit ihr weiterzuführen immer wieder sehr überrascht zu sein.

Jener Modus, der die Entwicklung fördert und damit am zuträglichsten für das Fortschreiten des psychoanalytischen Prozesses ist, wird von Bion als *kommensal* bezeichnet. Statt eines Abwehrbündnisses können sich Analytiker und Patient hier unbewusst auf ein Entwicklungsbündnis einigen. In diesem Fall ist es angemessen von einer »triangulären Beziehung« zu sprechen, da »sich beide Beteiligten auf ein gemeinsames Drittes ausrichten« (Körner, 2011b, S. 37), nämlich eine zu bewältigende Entwicklungsaufgabe, die mit dem analytischen Durcharbeiten einer unbewussten Dynamik in der Übertragung erreicht werden könnte. Wir dürfen uns hier an Bions Idee vom »kreativen Paar« erinnert fühlen, das in einem intersubjektiven Prozess Bedeutungen und narrative Verstehenszugänge generiert. Der Wechsel zwischen symbiotischem und triadisch-kommensalem Erleben entspricht dem Übergang von einer präodipal-dyadischen zu einer ödipal-konfliktorientierten Position, wie wir sie aus der klassischen psychosexuellen Phasenlehre kennen. Im kommensalen Modus verspürt der Analytiker genügend Freiraum den Patienten spielerisch in seinen Assoziationen und Verknüpfungen zu begleiten, sozusagen *mit ihm* zu denken und *mit ihm* zu träumen. Der Kontakt ist von Neugier und Kreativität geprägt und alles Dritte – seien dies reale Beziehungen des Patienten außerhalb der Analyse oder seien es befremdliche Erfahrungen in der Analyse – wird nicht als Bedrohung erlebt und muss deshalb auch nicht so abgewehrt werden.

Ogden (2004b) hat im Ausgang von diesen Überlegungen zur triadischen Struktur des psychoanalytischen Prozesses das Konzept vom *analytischen Dritten* eingeführt. Er folgt dabei der Grundidee, dass die Begegnung zweier Personen in der psychoanalytischen Therapie *eine dritte Subjektivität erzeugt*, die gegenüber diesen beiden Personen, die jenseits der Analyse als getrennte Individuen betrachtet werden, eine relative Eigenständigkeit entfaltet: »Ich glaube, dass es in einem analytischen Kontext keinen Analysanden abseits von seiner Beziehung mit dem Analytiker gibt, und dass es keinen Analytiker abseits von seiner Beziehung mit dem Analysanden gibt« (ebd., S. 169, Übers. G.C.). Diese dritte Subjektivität besteht im gemeinsam erschaffenen, unbewussten Leben des analytischen Paars. Ogden beschreibt (ähnlich wie Cartwright) ein intersubjektives Feld, das durch die Dialektik einer jeweils einzigartigen Begegnung entsteht. Diesem Feld können sich beide Seiten zu keiner Zeit entziehen, es gibt kein »Außerhalb« innerhalb dieser Intersubjektivität. Niemand kann sich, und sei es durch noch so starke Verweigerung, Abstinenz oder Abwehr, dem intersubjektiven Feld entschlagen, die Teilnahme daran ist niemals Gegenstand einer bewussten Entscheidung. Daraus folgt, dass jeder noch so unbedeutend erscheinende Gedanke, jede noch so kleine Regung anders zu bewerten ist, als außerhalb der psychoanalytischen Situation. Der Analytiker müsste sogar seine vermeintlich selbstbezogenen Assoziationen, die ihm während des Zuhörens einfallen, als Äußerungen des analytischen Dritten ernst nehmen. In einem klinischen Beispiel beschreibt Ogden, wie ihm während einer Sitzung mit einem Patienten sein eigenes Auto in den Sinn kommt, das er abends noch von der Werkstatt abholen müsste. Im herkömmlichen Gegenübertragungsverständnis könnte man dem Therapeuten hier einen Widerstand unterstellen, der sich im Abschweifen seiner Gedanken manifestiert. Ogden zeigt nun, wie er diese auf den ersten Blick irrelevante Assoziation kreativ in die Arbeit mit dem Patienten einbringt und darin letztlich doch eine wertvolle Verbindung zum unbewussten Erleben des Patienten in dieser Stunde zutage fördert. Die Assoziation mit der Werkstatt wird als Ausdruck der symbolisierenden und ko-konstruierenden Tätigkeit des analytischen Dritten gedeutet, der die Fähigkeit beider Beteiligten beschränkt, als getrennte Individuen zu denken. Diese Assoziation wäre daher anders zu bewerten als ein flüchtiger Gedanke, den man beim Warten an der Bushaltestelle auf dem Heimweg hat. Die neue, gemeinsam konstruierte intersubjektive Entität, der analytische Dritte, funktioniert wie ein Medium, durch das Gedanken gedacht, Träume geträumt, Gefühle gefühlt und Körperempfindungen erlebt werden können.

Diesem Ansatz nicht unähnlich sind die klinischen Konzepte des italienischen Psychoanalytikers Antonio Ferro (2014), der sich, ebenso wie Ogden, stark auf Bion bezieht. Ferros Grundformel lautet: Die psychoanalytische Sitzung ist »ein von beiden Psychen produzierter Traum [...], der ständig reguliert wird, so dass die Narrationen und Transformationen die Stelle des ›noch nicht Denkbaren‹ einnehmen können« (Ferro, 2014, S. 822). Einem Patienten, der über Erlebnisse mit seiner labilen Mutter berichtet, die ihn »traumatisiert« hätten, soll in der Psychoanalyse die Möglichkeit erhalten, diese »Fakten« zu träumen und damit zu »entkonkretisieren«, denn die »Auflösung in narrative Sequenzen ermöglicht es, dass ›Fakten‹, die zuvor unverdaut und unverdaulich waren, sich jetzt metabolisieren lassen« (ebd., S. 823). Traum bedeutet hier dasselbe wie zuvor der analytische Dritte oder das intersubjektive Feld. All das seien mehr oder weniger austauschbare Begriffe, die einen »großen Container«, sozusagen einen Meta-Container bezeichnen, in dem emotionale Turbulenzen durch ko-konstruierte Bedeutungsschichten »alphabetisiert« werden können. Nach Ferro sind Übertragungsdeutungen, die Eindeutigkeit suggerieren (z.B. sich auf diese oder jene biografische Konstellation mit dieser Mutter beziehen) nicht hilfreich. Zielführender sei die Arbeit »mittels ungesättigter mehrdeutiger (polysemer) Interventionen« (S. 837), die auf dem Weg eines Spiels mit verschiedenen Elementen im Material des Patienten für Veränderung sorgen.

Aber wie hätte man sich das konkret vorzustellen? Wenn der Patient nun von seiner psychisch labilen Mutter berichtet, ginge es nach Ferro nicht darum, sich ein möglichst »objektives« Bild der realen Person der Mutter zu machen, sondern darum, diese Mutter so zu behandeln, als erscheine sie gerade als Figur im gemeinsam geträumten Traum dieser Sitzung. Legt man diesen Maßstab an, werden plötzlich andere Fragen interessant: Warum fällt ihm das gerade jetzt ein? Welches Bild von der Mutter hat er gerade vor Augen? Was sagt die Mutter in diesem Moment und versteht er das? Welchen Gesichtsausdruck hat die Mutter in seiner Fantasie, was hatte sie gerade an? Gibt es irgendwelche Details (Farben,

Formen, Gesten etc.), die auffällig sind? Was für Bilder entstehen in mir als Analytiker dazu und in welcher Form können diese nützlich sein, um die Vieldeutigkeit des Mutterbildes herauszuarbeiten? An den kommensalen Modus und an diese Ansätze von Ogden und Ferro kann folgendes Fallspiel anschließen:

Fallskizze 6

Frau M. ist eine 57-jährige Arbeiterin aus einfachsten Verhältnissen, die wegen depressiver Verstimmungen von ihrem Mann und ihrem Hausarzt motiviert wird eine Psychotherapie zu beginnen. Meine Arbeit mit dieser Patientin erstreckt sich über drei Jahre und endet einige Woche nach ihrem Pensionsantritt, der mit ihrem 60. Geburtstag zusammenfällt. Frau M. ist höflich, korrekt, zurückhaltend und trotz meines vergleichsweise »jugendlichen« Alters sehr unterwürfig im Kontakt mit mir. Sie scheint eine Person zu sein, die nicht über eine differenzierte eigene Innenwelt oder einen »psychischen Binnenraum« (vgl. Arbeitskreis OPD, 2009) verfügt, in dem Affekte, Fantasien und Konflikte innerpsychisch durchgespielt werden können. Sie hat keine solide Selbststruktur und verwendet was Wort »ich« auffällig selten, und wenn, dann so, als ob sie nicht genau wüsste, was damit gemeint sein kann. Sie wirkt wie jemand, der nicht weiß, dass er ein »Innen« hat, das eigenständige Gedanken und Absichten hervorbringt. Sie scheint zudem eine Person *ohne jede Geschichte* zu sein. Fragen zur Biografie laufen anfangs ins Leere, sie zeigt sich höchst überrascht, dass sie überhaupt danach gefragt wird oder man sich dafür interessieren könnte. Sie habe noch nie über ihre eigene Geschichte nachgedacht und bis heute nicht für möglich gehalten, dass das irgendeine Bedeutung haben könnte. Bis auf lose und unverbundene Einzeltatsachen und Fakten kann sie anfangs kaum eine kohärente Erzählung über ihren Lebensweg oder Werdegang formulieren.

Das Entscheidende in dieser Behandlung war nun, dass die *Anamnese* nicht der erste Schritt war, sondern das *Generieren einer Anamnese* selbst zum Hauptgegenstand unserer therapeutischen Arbeit werden sollte. Das griechische Wort *anamnesis* bedeutet Erinnerung. Diese Erinnerung war aber nicht etwas, das man aus den Untiefen der Verdrängung hervorholen konnte, sondern etwas, das gewissermaßen erst gebildet werden musste. Ich stellte mich als Co-Träumer zur Verfügung, der gemeinsam mit ihr an dieser Erinnerungsbildung arbeitete. Wir begannen bei den simpelsten Eckdaten ihres Lebens, explorierten diese detailliert und befragten die Tatsachen Schritt für Schritt nach ihrer emotionalen und lebensgeschichtlichen Bedeutung. Dieser Prozess schien die Patientin nach anfänglicher Unsicherheit immer mehr anzuregen und es kamen vermehrt Einfälle und Erinnerungen von ihrer Seite hinzu:

Frau M. wurde aus ihr unbekannten Gründen nach der Geburt von ihrer Mutter zu ihrer Tante gegeben, die in einer anderen Stadt wohnte und bei der sie die ersten drei Lebensjahre relativ behütet verbringen kann. Im Alter von dreieinhalb Jahren wird sie plötzlich zu ihrer Mutter zurückgebracht, bei der sie die nächsten zwölf Jahre in größter materieller, sozialer und emotionaler Kargheit zubringen muss. Das war, wie sich im Zuge der Analyse herausstellte, ein traumatischer Einschnitt. Die Mutter verlangte von ihrer Tochter gesiezt zu werden, es gab keinen Körperkontakt zwischen ihnen, die Mutter isolierte Frau M. von anderen Kindern, verbat ihr den Kontakt zum Vater und versklavte sie im Haushalt und für andere Arbeiten. Der Rückblick auf diese einsamen Jahre löst zum Teil grobe Beklemmung und mit der Zeit auch große Wut bei meiner Patientin aus. Nie wurde gesprochen, immer saß die Mutter nur auf ihrem Schaukelstuhl und strickte. Es wurde nicht gelacht und bei fast jeder Lebensregung wurde Frau M. ermahnt ruhig zu sein. Im Haus gab es zahlreiche verschlossene Schränke, in denen die Mutter Fotos, Briefe und Dokumente aus der Vergangenheit aufbewahrte, auf die die Patientin einmal zufällig einen Blick erheischt und dabei den Namen ihres Vaters auf einer Heiratsurkunde aufschnappt. Warum hat ihr Vater sich nie um sie bemüht oder versucht sie aus dieser quälenden Stille zu befreien? Warum war die Mutter so voller Groll? Welche Familiengeheimnisse gab es noch? Die übermächtige Mutterfigur und ihre Motive waren ein zentraler Bestandteil unseres gemeinsam geträumten therapeutischen Traumes, in dem ich bewusst Mehrdeutigkeiten förderte. Es gab keine letztgültige Erklärung, warum es sich so zugetragen hat, aber die Patientin konnte sich durch die Assoziationen, die wir zirkulieren ließen, von der erzwungenen Stille ihrer Kindheit befreien. In sehr langsamen

Schritten begann die Patientin mit Hilfe meines psychischen Binnenraums, meiner Fantasien und meiner zur Verfügung gestellten Assoziationen ein Narrativ zu bilden. Dabei prüfte sie genau, ob das, was von mir kam, sich auch für sie stimmig anfühlte, wies es bei Bedarf zurück oder modifizierte es. Dadurch entstand eine kreative und lebendige Dialektik zwischen uns. Immer wieder kamen Erinnerungen, Details und Bedeutungsebenen hinzu, die sie vormals für bedeutungslos gehalten hatte und die wir wie Puzzlestücke in unser allmählich entstehendes Bild von ihrer Geschichte einfügen konnten bzw. die das allmählich entstehende Bild laufend korrigierten oder ergänzten.

Ich habe diesen ganzen Prozess bei einer Supervisorin bearbeitet, die den oben geschilderten Ansätzen von Ferro und anderen sehr offen gegenüber steht. Auch die Supervision war ein Ort, in dem wir die Patientin und ihre Geschichte weiterträumten, was wiederum in die Behandlung zurückfließen konnte und mir die Sicherheit gab auf einem guten Weg zu sein. Mit Erstaunen nahm ich zur Kenntnis, dass die Patientin nach zwei Jahren große Fortschritte zeigte und eine viel stärkere Präsenz als Person und klarere sprachliche Ausdrucksweise erlangte. Es war, als ob sie sich durch die Analyse zum ersten Mal ihrer selbst bewusst werden konnte, als ob ihr ungeborenes »Ich« in der Analyse (wieder)geboren werden konnte. Entscheidend für mich ist weniger der konkrete Inhalt der biografischen Erzählungen, die wir sorgfältig (re)konstruiert hatten; viel wichtiger ist aus meiner Sicht die Internalisierung unserer Arbeitsweise bei der kollaborativen Narrativbildung oder, mit anderen Worten, die Verinnerlichung des offenen, bidirektionalen Spiels von Container-Contained.

Kritische Rückfragen

An diesem Punkt tun sich ganz profane Fragen auf: Inwieweit ist so eine »traumwandlerische« Analyse im Sinne Ogdens und Ferros überhaupt in extenso möglich, wenn im Rahmen der heutigen, oft auf schnelle Lösungen abzielenden, Verhältnisse im Gesundheitswesen niederfrequente Therapien dominieren, die erfahrungsgemäß näher am Kognitiven bleiben und in denen die von

Analytikern der alten Schule gern geschmähte »äußere Realität« und Vorgänge im Alltag von Patienten rein quantitativ eine viel größere Rolle spielen? Meines Erachtens ist es überhaupt nicht so klar, dass alles besser wäre, wenn sich das ändern ließe und wir zur hochfrequenten Behandlung und zur ausschließlichen Berücksichtigung der »psychischen Realität« als Norm zurückkehren könnten. Im Gegenteil, ich sehe in der Niederfrequenz auch eine Chance. Wertvolle Ansätze, die wie jene von Ferro und Ogden, die *Unhintergehbarkeit von Intersubjektivität* betonen, laufen nämlich nicht selten Gefahr zu übergehen, dass der Analytiker auch während der Sitzung ein vom Patienten getrenntes Objekt bleibt, das oft genug überhaupt keinen Zugang zu den Fantasien des Patienten findet. Als Gegengewicht zur radikalen Intersubjektivität muss die rechte Distanz gewahrt werden; der Analytiker muss dem Patienten immer wieder aufzeigen, dass es Aspekte gibt, mit denen er sich bei aller Empathie schlicht nicht identifizieren kann. Damit zeigt er zugleich, dass etwas in ihm verbleibt, in das der Patient nie wird eindringen können. Ganz praktisch gesprochen soll der Analytiker sich manchmal enthalten und, ganz anders als im Modell von der gemeinsam geträumten Sitzung, bewusst nicht in die Träumereien des Patienten einsteigen. »Entgiftendes« Containing findet auch dadurch statt, dass der Therapeut ein – gegenüber den infantilen Fantasien des Patienten – äußeres, realistisches Gegenüber bleibt, um narzisstische Fantasien von Patienten, in denen der Therapeut als Erweiterung des eigenen Selbst erlebt wird, zu begrenzen. Dies gelingt etwa durch Interventionen, die die prinzipielle Getrenntheit der beiden Psychen zum Thema machen. Erst die Erfahrung, dass trotz (oder gerade wegen) der Getrenntheit vom Therapeuten eine wertschätzende Beziehung möglich ist, können Selbstwertdefizite verbessert werden. Das erfordert eine aktive Begrenzung aller Versuche der narzisstisch-intrusiven Verwendung des Analytikers durch seinen Patienten und, dass – anders als bei Ogden und Ferro – Individualität bewusst nicht aufgegeben wird.

Fallskizze 7

Ein 27-jähriger Bankangestellter, der etwa ein Jahr bei mir in Behandlung ist (und wegen eines Umzugs in eine andere Stadt die Behandlung bei jemand anderem fortsetzen muss), versteht es mich regelmäßig mit Berichten über seine perverse Innenwelt zu befremden und zu schockieren. Sein nahezu perfektes äußeres Erscheinungsbild – er ist sehr gepflegt, trägt maßgeschneiderte Anzüge und auf Hochglanz polierte Lackschuhe – könnte nicht weiter von seinen abgründigen Fantasien und Verhaltensweisen entfernt sein.

Er erzählt, wie er sich abends in die heiße Badewanne legt, ein oder zwei verschreibungspflichtige Schmerzmittel »einwirft« und sich dann – halb in Trance – selbst mit den Fäusten ins Gesicht schlägt und dabei laute Technomusik hört. Er erzählt von einem tiefen Selbsthass, der ihn dazu bewegt hat alle Kleidungsstücke aus seinem Schrank mit einer Schere zu zerschneiden. Er empfinde meistens nichts, keinerlei Emotion, nur eine tiefe Leere; ab und an verspürt er jedoch diese Impulse sich selbst Schmerzen zuzufügen. Er ist homosexuell und wünscht sich von einem älteren, »väterlichen Mann« sexuell gedemütigt zu werden. In einer Sitzung erzählt er mir von einer Geschäftsreise. Auf der Rückfahrt habe sich ihm auf der Autobahn der Gedanke aufgedrängt, dass er bei 180 km/h einfach nur kurz das Lenkrad herumreißen müsste »und alles wäre vorbei gewesen, dann wäre es still«.

In der Behandlung dieses Patienten habe ich mich nicht auf seine zum Teil perverse, todessehnsüchtige und autodestruktive Fantasiewelt eingelassen, sondern darauf geachtet ein äußeres, von ihm getrenntes Gegenüber zu bleiben, eine reale Person, die sich irritiert, besorgt und manchmal auch entsetzt zeigt. Bei diesem Patienten war es ohnehin nötig sehr viel auf der Ebene der äußeren Realität zu verhandeln und ganz direktiv mit seinen suizidalen Impulsen, seinen Selbstverletzungen und seinem Schmerzmittelmissbrauch umzugehen. Aus meiner Sicht war es außerdem notwendig mit ihm daran zu arbeiten, ob und wenn ja, wie er beim Auftreten solcher Fantasien reagieren könnte und ob er noch über ausreichend Selbststeuerungsmöglichkeiten verfügt, um Impulse dieser Art aktiv zu stoppen. Eine parallele Behandlung durch einen Psychiater war für mich eine Grundbedingung für eine psychotherapeutische Behandlung bei mir und eine stationäre Aufnahme in einer psychiatrischen Einrichtung stand im Verlauf der Behandlung immer wieder im Raum. Aufgrund der Schwere seiner Persönlichkeitsstörung ist bei diesem Patienten offenkundig eine langjährige Therapie indiziert. Unser

> Abschied stimmte mich zuletzt jedoch vorsichtig hoffnungsvoll. Seine Mimik hatte sich im Laufe des Jahres von völliger Ausdruckslosigkeit hin zu etwas mehr Affektausdruck entwickelt und in den letzten Sitzungen konnte er sogar in Ansätzen jene Trauer formulieren, die er empfand, weil er wegen des berufsbedingten Umzugs nicht mehr zu mir kommen konnte.

Dieses etwas drastische Fallbeispiel vermag einen Eindruck von den Risiken und Beschränkungen zu geben, die eine rein auf Rêverie setzende Behandlungstechnik, beinhaltet. Der Optimalfall ist ein Analytiker, der zwischen den Ebenen des *traumhaft-intersubjektiven* und des *realistisch-abgegrenzten* Zugangs beweglich bleiben kann, der von der Realität ins Traumhafte und zurück gehen kann bzw. aus einer von Vagheit und Mehrdeutigkeit geprägten Position der *geduldigen Unsicherheit* zu einer Position der *Sicherheit und Kohärenz* gelangen kann. Der therapeutische Container muss fest und flexibel sein können ohne zu desintegrieren. Der Analytiker ist im permanenten Ringkampf zwischen Sicherheit, Eindeutigkeit und Direktheit einerseits sowie Unendlichkeit und Mehrdeutigkeit andererseits; er muss zwischen der Welt des unendlich-allverbundenen, zeitlosen Unbewussten und der gegenwärtigen realen Welt getrennter Objekte changieren können (vgl. hierzu auch Cartwright, 2010, S. 39–44, 58f., der das Pendeln des Analytikers zwischen Traumobjekt und Realobjekt zum wichtigsten Element der Technik erklärt).

In diesem Sinne ist auch Bions Begriff der *Binokularität* zu verstehen. So wie unser Gehirn die Bilder zweier Augen für uns zu einem Ganzen zusammenfügt, kann unser Geist *ein* kohärentes Bild aus *zwei* verschiedenen Wahrnehmungsquellen generieren, nämlich dem Bewusstsein und dem Unbewussten. Erst beide zusammen ergeben ein umfassendes Bild, genauso wie der träumerische Ansatz nur gepaart mit einem, nennen wir es »realistisch-pragmatischen« Ansatz zu sinnvollen Ergebnissen führt. Der Psychoanalytiker muss sich für den Patienten als Traumobjekt aber auch als real getrenntes Gegenüber anbieten können. Birksted-Breen (2016) weist zudem darauf hin, dass eine reine Hier-und-jetzt-Orientierung in der Psychoanalyse zwar theoretisch gut klingt, aber genau den Aspekt der Binokularität vernachlässigt. Der Analytiker muss trotz aller Kritik am naiven biografisch-kausalen Modell die analytische Beziehung auch unter einen Dort-und-damals-Standpunkt der Übertragung betrachten und zwischen diesen Polen beweglich bleiben können.

Noch eine Kritik an einem eng geführten Intersubjektivismus gilt es zu artikulieren: Auch wenn Container-Contained bidirektional bzw. intersubjektiv angelegt ist und die Beteiligung beider Seiten am Prozess unterstrichen wird, muss eine wichtige *Asymmetrie* in der therapeutischen Beziehung erhalten bleiben. Da der Beruf des Psychotherapeuten eine hoch qualifizierte Profession darstellt, werden an seine Kapazitäten explizit höhere und differenziertere Anforderungen gestellt als an jene des Patienten.

Welche Aspekte umfasst die Containing-Funktion des Psychoanalytikers?

- eine präzise Beobachtungsgabe
- die Fähigkeit zu emotionaler Resonanz (Empathiebegabung)
- die Fähigkeit auch schwer erträgliche Affekte regulieren, differenzieren und klarifizieren zu können
- einen »Zufluchtsort« anbieten zu können (d. h. dem Patienten das Gefühl geben zu können, »in« einem guten Objekt, konkreter *in* einer guten Behandlungssituation zu sein)
- die Fähigkeit zur träumerischen Einfühlung und zu traumwandlerischer Assoziation (Rêverie)
- damit verbunden: die Fähigkeit zur temporären Suspension von Erinnerung und Begehren
- die Fähigkeit das Unbekannte auszuhalten, ohne nach vorschnellen Rationalisierungen zu greifen, bzw. die Fähigkeit vermeintlich Erkanntes wieder aufzugeben und neue Hypothesen zu bilden (negative Fähigkeit)
- transformative, sprich Bedeutung stiftende Funktionen wahrnehmen zu können (Containing als »meaning-making agent«)
- die Fähigkeit trotz allem ein abgegrenztes Gegenüber zu bleiben, das nicht in endlose Träumereien abdriftet und gegebenenfalls ganz direktiv intervenieren kann, ohne ein vermeintlich »unanalytisches« Agieren zu befürchten (vgl. hierzu auch Cartwright, 2010, S. 38)

Die Rolle der Deutung im Containing-Prozess

Das bekannteste behandlungstechnische Instrument der Psychoanalyse ist die *Deutung*. Mit ihr wird üblicherweise die Absicht verfolgt, Unbewusstes bewusst zu machen, also unbewusste Hintergründe aufzudecken, die sich dem aktuell bewussten Erleben entziehen, mit diesem aber aufs Engste verknüpft sind. In einer modernisierten Psychoanalyse sollen Deutungen aber nicht nur auf Einsicht abzielen, sondern dem Patienten dabei helfen, dass er die analytische Erfahrung, die ihn verändern kann, besser toleriert, zumal Veränderungen immer Ängste auslösen und Widerstände mobilisieren (vgl. Bettighofer, 1994). Die Formulierung von Deutungen sind daher nicht als eine vom Containing abgelöste oder unterschiedene Technik zu betrachten. Deutungen entstehen aus der sich in jedem Moment aufs Neue entfaltenden Interaktion zweier Psychen, die konstant miteinander kommunizieren, verbal und nonverbal, bewusst und unbewusst. Wie wir zuvor gesehen haben, schwankt der Psychoanalytiker dabei zwischen der Förderung von Entfaltung der Innenwelt, der Fantasien und der Projektionen des Patienten und gegebenenfalls der bewussten Begrenzung solcher Entfaltung. Therapeuten, die jene stets mit Spannungen verbundene Externalisierung der psychischen Realität ihrer Patienten nicht aushalten, reagieren oft mit Deutungen, die überwertige theoretische Ideen enthalten und, wenn überhaupt, nur kognitiv vom Patienten erfasst werden. Eine gegenteilige Gefahr bestünde im unbeweglichen Verbleib des Therapeuten in einer diffusen Position des Traumwandlerischen, weil er sich ganz und gar auf die Fantasien des Patienten eingelassen hat. Beide Varianten sind »enactments against containing« (Cartwright, 2010, S. 85). Cartwright (2010) unterscheidet deshalb drei Typen von Deutungen, die zum kommensalen Containing beitragen können.

Die *Analytiker-zentrierte Deutung* (1) sensibilisiert den Patienten dafür, wie er den Analytiker unbewusst erlebt. Sie ist besonders nützlich, um einen abreißenden oder unterbrochenen Kontakt wiederherzustellen. Wann immer der Analytiker von Gefühlen überwältigt wird, abdriftet, gegen Müdigkeit ankämpft, um Träumereien kreist oder verwirrt ist, kann er sich dieses Deutungstypus bedienen. Damit sind keine Geständnisse oder direkte Offenbarungen über die Gefühle des Therapeuten gemeint, sondern Interventionen, die durch kleine Änderungen im Tonfall zu erkennen geben, dass der Patient im Hier und Jetzt nicht isoliert ist in seinem Erleben: »Es scheint, dass sich zwischen uns gerade etwas verändert hat« oder »Ich bin mir nicht sicher, aber könnte es sein, dass sie mich als etwas Bedrohliches erleben?« oder »Sie scheinen mich als Eindringling zu erleben, wenn ich bei diesem Thema genauer nachfrage«. Dazu passt eine kurzer Ausschnitt aus einem Sitzungsprotokoll mit einem depressiven Patienten (P), der unsere Stunden meistens mit Erzählungen über seine sich wiederholenden Beziehungskonflikte füllt, mir (A) in einer Stunde aber plötzlich auffällig lange von alltäglichen Belanglosigkeiten berichtet, sodass ich mich zu langweilen beginne:

(nach längerer Schweigepause)

A: »Mir fällt auf, dass Sie mir heute dies und das erzählen, aber unser großes Thema der letzten Stunden scheint wie verschwunden.«

P: »Ich rede heute mehr über mich und weniger über meine Beziehung.«

A: »Das klingt, als hätten Sie sich das bewusst vorgenommen.«

P: »Vielleicht, weil ich glaube, dass Sie das gut finden und ich dann Bestätigung von Ihnen bekomme.«

A: »Wie geht es Ihnen, wenn Sie mir von Ihrem Manipulationsversuch erzählen?«

P: »Ich weiß nicht, irgendwie wird unsere Beziehung dadurch intimer.«

Den zweiten Typ, *die nicht-gesättigten Deutungen* (2), kann man sich sozusagen wie ein Sprechen vor dem Denken vorstellen, *work in progress* oder, wie Heinrich von Kleist es nennt, eine »allmähliche Verfertigung der Gedanken beim Reden« (Kleist, 2001, S. 319). Wenn wir als Therapeuten zu sprechen beginnen, wissen wir manchmal nicht ganz, wo genau wir mit dem begonnenen Satz hinwollen. Diese offenen Deutungen involvieren die Patienten mehr in den generativen Deutungsprozess. Sie sind eine implizite Einladung zur Beteiligung, sie lassen den Patienten unter Umständen einen Satz zu Ende formulieren. Am besten gelingen sie unter relativer Abwesenheit des analytischen Ego, also dann, wenn der Analytiker nicht damit beschäftigt ist ein besonders guter Analytiker zu sein. In dieser Sequenz mit demselben Patienten beginne ich einen Satz und höre nach dem »und« auf zu sprechen, weniger aus strategischen Gründen, sondern weil mein Gedanke abreißt. Der Patient führt den Satz aber für mich zu Ende und deutet damit selbst, was sich in unserer Beziehung gerade unbewusst abspielt, nicht ohne spitzbübische Freude dabei zu empfinden.

P: »Es geht nichts weiter, es ist nie genug. Wie lange muss ich noch in Therapie sein?!«

A: »Vielleicht ärgern Sie sich über mich, weil ich Sie hier leiden lasse und …«

(kurzes Schweigen)

P: »… und vielleicht habe ich deshalb die letzten drei Honorarnoten noch immer nicht einbezahlt.« *(lacht verlegen)*

Gesättigte Deutungen (3) sind hingegen zielgerichteter, konfrontativer und wollen auf einen ganz bestimmten Punkt aufmerksam machen, der dem Patienten nicht bewusst ist, wie zum Beispiel die Intervention eines Analytikers, der die Verspätung seiner Patientin nach seiner Urlaubsunterbrechung und ihr trotziges Schweigen in der ersten Stunde nach seiner Rückkehr als Ausdruck ihres Ärgers über diese urlaubsbedingte Abwesenheit deutet. Zu stark gesättigte Deutungen, die dogmatisch vorgetragen werden, fördern nicht, sondern hemmen das eigenständige Mentalisieren des Patienten bzw. das bidirektionale Containing. In maßvoller Verwendung kann dieser Deutungstyp aber eine starke Wirkung entfalten. Eine weitere Sequenz – wiederum aus derselben Behandlung – kann das deutlich machen:

P: »Meine Freundin will mit mir in die Paartherapie. Aber wenn wir in die Paartherapie gehen, könnte eine Trennung das Ergebnis sein. Das macht mir Angst.«

A: »Ich glaube, Sie haben weniger Angst vor einer Trennung. Ich glaube, Sie haben Angst vor *Ihren* eigenen Trennungswünschen.«

P: *(seufzt)* »Das trifft … am liebsten würd ich das Thema wechseln. Trennen, das ist ja ein ›böser Wunsch‹, das richtet sich ja gegen meine Freundin, das ist mir gerade sehr unangenehm.«

Der Hinweis auf *seine* Trennungswünsche ist in dieser Sequenz sehr bedeutsam, weil dem Patienten, bei aller depressiven Passivität, bewusst werden muss, dass ihm ein aktiver Teil in diesem Beziehungsgeschehen zukommt, auch wenn dieser noch die Form eines unbewussten Wunsches hat. Ziel dieser Art von Deutungen ist es, »dem Patienten das Absichtsvolle seiner unbewussten Motive bewusst zu machen« (Körner, 2011a, S. 115). Das ist vergleichbar mit frühen psychischen Lernprozessen, bei denen zur Mentalisierung fähige Mütter ihren Säuglingen Absichten »unterstellen« müssen, da diese sich selbst noch nicht als »intentionale«, das heißt absichtsvolle, Wesen wahrnehmen können (vgl. Fonagy et al., 2002). Von diesem Patienten weiß ich aus der Anamnese, dass ihm von seinen Eltern vorwiegend seine Hilfsbedürftigkeit gespiegelt wurde. Seine aktiven Tendenzen und sein Wollen müssen ihm vor diesem Hintergrund bedrohlich erscheinen.

Abschließend sei in diesem Kapitel betont, dass eine übertriebene Fürsorgehaltung und eine Überbetonung der Metapher vom Therapeuten als mütterlichem Platzhalter, der dem Patienten ein Gefühl von Geborgenheit vermitteln soll, eher – anders, als es das Klischee besagt – gegen eine die Entwicklung fördernde Ausgestaltung von Containing steht, da der von Bion begründete Ansatz für ein nicht vergegenständlichendes, offenes und dynamisches Denken steht. Freuds Leinwand- und Chirurgen-Metaphern für Therapeuten wurden oft genug gescholten; an deren Stelle trat jedoch allzu häufig ein warmherzig-allverstehender und immer empathischer Therapeut, der die generative Seite des Containing und damit die Entwicklung des Patienten insgesamt aber mehr hemmt als fördert.

Containing im Kontext von Gruppen

Während des Zweiten Weltkriegs war Bion als Armeepsychiater im Rahmen der sogenannten Northfield-Experimente mit der Erforschung unbewusster Prozesse in Gruppen befasst, die bis heute relevante, überprüfte, bestätigte und in mehreren Feldern angewandte Resultate zum Vorschein brachte (vgl. Beland,

2001). Seine Entdeckungen gehören »dem wissenschaftlichen Rang nach vermutlich zu den großen Entdeckungen des 20. Jahrhunderts«, wenngleich 70 Jahre »für ein neues wissenschaftliches Forschungsgebiet wenig Zeit bedeuten« (ebd.). Erst in späteren Schriften – unter anderem in *Aufmerksamkeit und Deutung* von 1970 (dt.: Bion, 2006) – beginnt Bion zu explorieren, wie seine frühen Ansätze zur Psychoanalyse der Gruppe mit dem beinahe 20 Jahre später von ihm formulierten Containing-Gedanken zusammengeführt werden können. Bevor ich das ausführen kann, muss ich in aller Kürze die Grundzüge der Gruppentheorie Bions rekapitulieren.

Grundlagen der psychoanalytischen Gruppentheorie

Jede Gruppe verfügt ab dem Moment ihrer Konstitution über eine bewusste Oberflächenstruktur, die das kollektive Analogon zum Ich des Freud'schen Strukturmodells darstellt und die Bion als *Arbeitsgruppe (work group)* bezeichnet. Auf dieser Ebene der Kommunikation können alle Teilnehmer ausreichend nachvollziehen, was der pragmatische Grund für ihre Zusammenkunft als Gruppe ist. Gruppen, in denen die diese Arbeitsgruppenfunktion intakt ist, kooperieren einigermaßen vernünftig, um ihren primären Zweck zu erfüllen; ob es sich dabei um drei Freunde handelt, die sich für ein Abendessen verabreden, oder ob es um die Mitarbeiter in der Fertigungsabteilung eines Automobilherstellers geht, spielt dabei zunächst keine entscheidende Rolle. In beiden Beispielen verfolgen die Gruppen ein ihnen selbst nachvollziehbares Ziel, das in einem Falle eben im lockeren freundschaftlichen Austausch, im anderen Falle in der Sicherstellung eines standardisierten Produktionsablaufs besteht.

Sobald die Arbeitsgruppe (das Gruppen-Ich) aus irgendeinem internen oder externen Grund gestört wird, und wenn, aus welchen Gründen auch immer, Unklarheit über die primären Aufgaben der Mitglieder einer Gruppe entsteht, werden regressive Prozesse initiiert, die dazu führen, dass unbewusste und irrationale Muster zunehmend die Oberhand im Erleben und Verhalten der Gruppenteilnehmer gewinnen. Man könnte sagen: Das Gruppen-Es dominiert nun. Der Gruppentherapeut, der eine psychoanalytischen Gruppe leitet, macht sich dieses Wissen unmittelbar zunutze. Durch die Haltung der Abstinenz – psychoanalytische Gruppen beginnen nach der Aufforderung zur freien Assoziation durch den Psychoanalytiker häufig mit einer längeren Schweigephase – wird der Arbeitsgruppe ihr rationaler Rahmen entzogen. Sie verliert sozusagen den Boden unter den Füßen, kommt unter Zugzwang sich neu zu organisieren und muss dazu auf unbewusste Organisationsmuster zurückgreifen, damit sie ihre Angst vor dem Zerfall regulieren kann. Diese Phase ist von starken Affekten begleitet, deren Intensität mit dem Grad der Ungewissheit zusammenhängt, die eine neue und unübersichtliche Situation mit sich bringt. Diese nun von unbewussten Motiven dominierte Gruppe wird von Bion als *Grundannahmengruppe (basic assumption group)* bezeichnet. Der Begriff ist unglücklich gewählt, da man beim Wort »Annahmen« an bewusste und kognitive Operationen oder an die Hypothesen eines Wissenschaftlers denkt und nicht an eine archaisch-triebhafte Dynamik. Bion wollte damit ausdrücken, dass sich seiner Beobachtung nach alle Gruppen, die ihre rationale Organisation einbüßen, so verhalten, *als ob* sie einer Grundannahme folgen würden, die den Teilnehmern als solche nicht bewusst ist; wir können an dieser Stelle auch sagen: Diese Gruppen verhalten sich so, *als ob* sie einer unbewussten Fantasie folgen, die ihr Handeln und Erleben anleitet. Aus der Beobachtung von Gruppenprozessen deduziert Bion *drei* wiederkehrende unbewusste Fantasien oder Grundannahmen, an denen sich Gruppen im Falle regressiver Prozesse ausrichten:

1) Abhängigkeit
2) Kampf und Flucht
3) Paarbildung

Diese drei Grundannahmen ähneln den drei Modi der Beziehung des Container-Contained-Modells, denen wir schon mehrfach begegnet sind. Die Abhängigkeit entspricht dem symbiotischen, Kampf und Flucht dem parasitären und Paarbildung dem kommensalen Modus. Alle drei Modi dienen der Abwehr primitiver Angst, die mit dem Verlust von Sicherheit einhergeht; und alle drei Grundannahmen oder Fantasien schaffen eine Art minimale Ersatzstruktur für den Ausfall der Arbeitsgruppenfunktion.

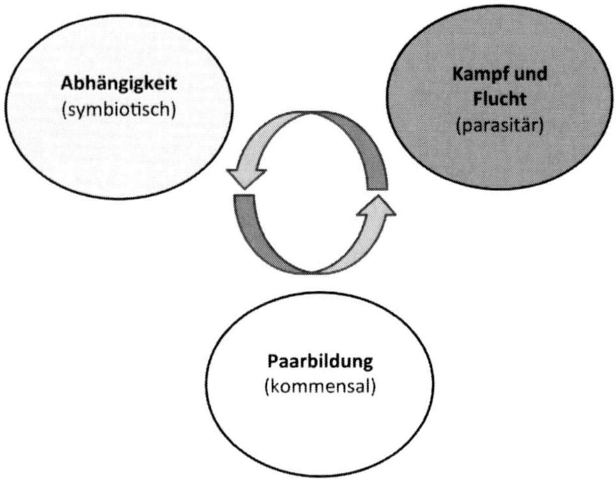

Abb. 2: Unbewusste Grundannahmen in Gruppen

Ad 1) Abhängigkeit (symbiotischer Beziehungsmodus): Gruppen in diesem Modus agieren so, *als ob* sie die unbewusste Annahme (Fantasie) hätten, dass sie von einem »Führer« oder einer (mehr oder weniger abstrakten) Leitidee bzw. Struktur abhängig sind, der bzw. die Versorgung und Sicherheit bieten soll. Der Leitfigur oder einer übergeordneten Struktur wird schier grenzenloses Wissen bzw. übergroße Wirkmächtigkeit zugeschrieben. Das Klima unter den Teilnehmern in diesen Gruppen ist im Gegensatz dazu häufig von Trägheit oder sogar depressiver Verstimmung geprägt. Es herrscht eine Kultur der Unterordnung, innere Hierarchien werden unhinterfragt übernommen und es wird permanent die Befriedigung von Bedürfnissen nach Sicherheit und Geborgenheit durch den Leiter der Gruppe erwartet. Der Leiter soll zudem Angst nehmen, für gute Stimmung sorgen und möglichst *nicht* die realen Herausforderungen benennen, vor denen eine Gruppe tatsächlich steht.

Alle Menschen, die, in welchem Kontext auch immer, Erfahrungen als Lehrende gesammelt haben, kennen diesen Gruppenmodus nur allzu gut. Auch in meiner Lehre an der Universität kann ich in manchen Seminaren, abhängig von der jeweiligen Gruppendynamik, dieser passiven »Konsumentenhaltung« begegnen. Studierende erleben in der Gruppe, ohne dass es ihnen bewusst wäre, häufig eine Regression auf in eine quasi-infantile Hilflosigkeit; Langeweile, gepaart mit einer erwartungsvollen Haltung, macht sich in der Gruppe breit. Explizit und implizit wird der Lehrende stets aufgefordert zu »liefern«, die »Schüler« wollen beliefert werden. Aktive Beteiligung auf inhaltlicher Ebene ist ohne müheseliges Nachfragen in solchen Gruppen kaum zu initiieren. Die Studierenden verhalten sich in diesen Fällen so, *als ob* sie nicht selbst die Entscheidung gefällt hätten, zu studieren, sondern dazu verpflichtet worden seien. Oft stehen organisatorische Fragen überproportional im Zentrum (Wie und wo kann man dieses Buch erhalten? Was gehört in eine Seminararbeit? usw.), obwohl diese Fragen ohne Weiteres durch mündige und zur Selbstorganisation fähige Studierende selbst beantwortet werden könnten. Gegen als zu hoch empfundene Leistungsanforderungen wird hingegen schnell aufbegehrt, denn die Gruppenkohäsion, der Zusammenhalt, wird durch gemeinsam geteilte Fantasien der Unzulänglichkeit, des Versagens oder der Überforderung hergestellt, die jedoch abgewehrt werden und auf bewusster Ebene als fordernde Haltung gegenüber einer Lehrperson sichtbar werden.

Ad 2) Kampf und Flucht (parasitärer Beziehungsmodus): Gruppen in diesem Modus agieren so, *als ob* sie die unbewusste Annahme (Fantasie) hätten, dass sie gegen einen inneren oder äußeren Feind kämpfen oder vor einem solchen Feind fliehen müssen. Die Grundstimmung in diesen Gruppen ist von Angst geprägt, angespannt, ärgerlich, feindselig und im Extremfall paranoid. Unterschwellig herrscht eine aggressive, entwertende oder hochkompetitive Gruppenkultur. In diesem Modus formulieren Gruppenmitglieder häufig Fantasien über vermeintliche innere oder äußere Feinde oder Bedrohungen für die Gruppe. Die Teilnehmer äußern vermehrt Protest oder bringen ihren Ärger zum Ausdruck, ohne dass konkrete Überlegungen angestellt werden, wie mit vermeintlichen Bedrohungen oder konkreten Problemen umgegangen werden könnte. Vom Gruppenleiter werden hingegen klare Handlungsanweisungen erwartet, um die fantasierten

Bedrohungen zu bewältigen. Häufig werden in diesem Klima auch Forderungen nach neuen oder rigideren Regeln für die Gruppe laut, damit das fantasierte »Böse« besser kontrolliert werden kann. Diesen Modus möchte ich anhand eines Beispiels aus meiner Praxis veranschaulichen:

Fallskizze 8

Wegen einer angespannten Situation an ihrem neuen Arbeitsplatz in einer Bildungsinstitution nimmt Frau K. einige Sitzungen Einzelsupervision bei mir in Anspruch. Sie ist irritiert, einigermaßen verzweifelt und kann nicht nachvollziehen, warum sie sich als »Neue«, die sich allzu gerne mit ihren Kompetenzen einbringen würde, ständig wie ein »Störenfried« im Team fühlt. Sie konnte sich zunächst in einem relativ aufwändigen Bewerbungsverfahren, das aus mehreren Gesprächsrunden bestand, durchsetzen und hatte den Eindruck, dass die Firma aufgrund von Personalmangel und vielen anstehenden Aufgaben dringend auf der Suche nach einer qualifizierten Kraft war, die auch längerfristig bleiben möchte. Die Sache macht zunächst einen guten Eindruck, nach der Freude über die Jobzusage kommt jedoch bald die Ernüchterung. Eine Einarbeitung in ihren relativ komplexen Arbeitsbereich findet so gut wie gar nicht statt. Wenn sie Fragen hat, wird sie von der Abteilungsleiterin und anderen Kollegen häufig launisch abgewimmelt: Man habe Dringlicheres zu tun! Der Zeitdruck für alle ist so groß, dass tatsächlich kein Platz für einen »Neuling« zu sein scheint. Frau K. beginnt ohne Feedback und Rückhalt durch Kollegen selbstständig an Aufgaben zu arbeiten, was zwar manchmal funktioniert, sie aber zunehmend verunsichert; sukzessive geht jede Freude an der Arbeit verloren. Morgens aufzustehen und zur Arbeit zu gehen wird immer mehr zur Qual. In der Abteilung scheint insgesamt ein enormer Druck zu herrschen, der mit der Verantwortung gegenüber einem öffentlichen Geldgeber der Organisation zusammenhängt, dessen Vorstellungen und Anweisungen man sich ohne Wenn und Aber unterwirft. Das führt unter anderem dazu, dass man sich jede ruhige Überlegung über eine sinnvollere Koordination der Arbeitsvorgänge oder die bestmögliche Integration einer neuen Arbeitskraft zu verbieten scheint. Auffällig ist zudem, dass in Teamsitzungen häufig in abfälligem Ton über die von der Abteilung beschäftigten externen Lehrenden und deren »unangemessenes« Verhalten debattiert wird, was meine Klientin angesichts drängender Probleme als aufgeblähten Nebenschauplatz empfindet. Man beschwert sich ausufernd darüber, dass Kursleiter nach der Durchführung ihrer Kurse in das Büro der Abteilung kommen und für Unruhe sorgen würden. Die Forderung nach strengen Regulierungen wird laut, damit dieses »Fehlverhalten« unterbunden wird.

Man könnte nun die Schilderung der Klientin individuell psychoanalytisch betrachten und danach fragen, warum sie all das vor dem Hintergrund ihrer Persönlichkeit genau so erlebt, wie sie es erlebt. In diesem Falle scheint es mir aber ganz offensichtlich zu sein, dass es vordergründig um den Umgang *mit* und die Abgrenzung *von* einer destruktiven Dynamik in dieser Gruppe geht. Die Abteilung scheint sich auf unbewusster Ebene sehr bedroht zu fühlen, was ihre Fähigkeit vernünftig zu kooperieren und zu reflektieren erheblich einschränkt. Diese Bedrohung hängt zwar ganz evidentermaßen mit dem Grad an Abhängigkeit von einem Geldgeber zusammen, wird jedoch auf andere fantasierte innere und äußere Feinde projiziert (die neue Mitarbeiterin, die externen Kursleiter etc.). Über die Abhängigkeit vom Geldgeber darf jedoch nicht gesprochen werden, weil die Gruppe (= die Abteilung) unbewusst fürchtet sich selbst und ihre Existenz damit infrage zu stellen.

Ad 3) Paarbildung (kommensaler Beziehungsmodus): Gruppen in diesem Modus agieren so, *als ob* sie die unbewusste Annahme (Fantasie) hätten, dass sich in ihren Reihen ein Paar bilden sollte, das einen »Messias« zeugt, der in der Zukunft »Erlösung« bringt. Wir können hier leicht die Brücke zum »kreativen Paar« und seiner Generativität schlagen. Diese Gruppen sind von einer deutlich positiv-hoffnungsvollen Aufbruchsstimmung geprägt, erweisen sich aber zugleich als entscheidungsschwach, wenn es um die Beantwortung konkreter Fragen geht. Die religiöse Metaphorik (»Erlösung«, »Messias«) wird von Bion mit voller Absicht gebraucht, da diese Gruppen häufig den Eindruck gläubiger Andacht erwecken. Das Gruppenklima ist geprägt von Idealisierungen einzelner Mitglieder, Kollusionen, Allianzen, freundschaftlichen und auch erotischen Verbindungen zwischen zwei oder mehreren Gruppenteilnehmern. Die Paarbildungsgruppe lässt diesen »Paarungen« oder Subgruppen bereitwillig Raum und verhält sich eher passiv-bewundernd dazu. Problemlösungen werden tendenziell auf ein zukünftiges Ereignis projiziert, die konkrete Zukunftsplanung muss jedoch vage bleiben: Würden nämlich die Paarungen in der Gruppe tatsächlich konkrete Veränderungsvorschläge generieren, wäre ein Umschlagen in den Modus von Kampf und Flucht wahrscheinlich. Die Problemlösung in diesem Modus muss illusorisch bleiben oder in Bions Metapher ausgedrückt: Der Messias darf nie geboren werden, da er sonst aktiv bekämpft bzw. beseitigt werden müsste.

> Dieser Modus ist Bions eigene Version jener Revolution, die frei nach Georg Büchner »ihre eigenen Kinder frisst«. Anhand von Kleists Erzählung *Das Erdbeben in Chili* habe ich zu zeigen versucht, wie sich der unbewusste Wunsch einer Gruppe nach Umwälzung oder revolutionärer Veränderung in der Idealisierung von Paarungen und Paarbildungen ausdrücken kann, deren echte oder symbolische Kinder die Rettung verheißen sollen (vgl. Crepaldi, 2011). Das kann im Einzelfall für Paare und Familien gelten, deren gesamte Hoffnung auf einem ungeborenen Kind ruht, das, sobald es aber geboren ist, zum Stolperstein für Familie und Beziehung gemacht wird. Das kann darüber hinaus verschiedenste Gruppenformationen betreffen, die angesichts von Zukunftsprojekten in hysterische Aufbruchsstimmung geraten ohne die eigentlichen Aufgaben und Herausforderungen in Angriff zu nehmen. Die positiv-hoffnungsvolle Stimmung ersetzt die langwierige Arbeit an der Umsetzung von Projekten, die »Mühen der Ebene«. Dieser Modus kann aber auch, wie in Falle von Kleists Erzählung, eine ganze politische Gemeinschaft betreffen, deren illusorische Sehnsüchte nach Veränderung immer dann in Hass und Gewalt umschlagen, wenn die Veränderung tatsächlich eintreten sollte.

Wie immer, wenn in der Theorie mehr oder weniger grobschlächtige Kategorien gebildet werden, stellt sich die Frage, wie akkurat damit soziale Realität abgebildet werden kann. Diese Grundannahmen sind selbstverständlich nicht nur dann aktiv, wenn die

Arbeitsgruppenfunktion völlig aussetzt, es geht in diesem Modell nicht um ein Entweder-oder, sondern um fließende Übergänge. In einer funktionierenden Arbeitsgruppe sind diese unbewussten Mechanismen ebenso wirksam, nur eben latent, schwächer ausgeprägt und indirekt erschließbar. Wenn das Irrationale der Grundannahmen nicht dominiert, sondern im Hintergrund bleibt, kann es sogar produktive Effekte für Gruppen zeitigen. Der Paarbildungsmodus etwa könnte kreative Prozesse fördern, der Kampf-und-Flucht-Modus eine durchaus notwendige Wehrhaftigkeit von Gruppen unterstützen und der abhängige Modus könnte dabei helfen auf wichtige Versorgungsbedürfnisse der Gruppe aufmerksam zu machen. In solchen Fällen sorgen die Grundannahmen weniger für Störungen, Blockaden oder Konflikte.

Alle drei universellen Gruppenfantasien sind im Unbewussten jeder Gruppe wirksam, zu einem bestimmten Zeitpunkt rückt jedoch *jeweils eine* Grundannahme deutlicher in den Vordergrund als die beiden anderen. Interessant bei dieser Dreiteilung Bions ist auch die auffällige Ähnlichkeit zu weiteren »Dreigespannen« der psychoanalytischen Theoriebildung: Abhängigkeit, Kampf und Flucht sowie Paarbildung weisen deutliche Analogien zum Dreischritt der psychosexuellen Phasenlehre Freuds (*oral*, *anal* und *ödipal*) und den drei klassischerweise damit assoziierten neurotischen Charakterbildungen auf, nämlich der depressiven, der zwanghaften und der hysterischen Struktur. Zudem scheinen die drei Grundannahmen auch Ähnlichkeiten mit den von Freud formulierten zentralen Urfantasien (Verschmelzung, Kastration und Urszene) zu enthalten.

Grundannahmen in Gruppen	Abhängigkeit	Kampf und Flucht	Paarbildung
Beziehungsmodi	symbiotisch	parasitär	kommensal
psychosexuelle Phasen	oral	anal(-sadistisch)	ödipal
neurotische Charakterbildungen	depressiv	zwanghaft	hysterisch
Urfantasien	Verschmelzung	Kastration	Urszene

Tab. 2: Psychoanalytische »Dreigespanne«

Die Gruppe als Container

Gleichermaßen rätselhaft wie interessant ist die Frage, warum Individuen eigentlich ihre Individualität und Eigenständigkeit erheblich einbüßen, sobald sie in die Dynamik einer Gruppe eintreten. Jeder Mensch hat schon einmal die Erfahrung gemacht, welch unglaublichen Sog Gruppen entwickeln und wie sie auf beinahe magische Weise das eigene Erleben und Verhalten verändern. Bion bezeichnet dieses Phänomen als *Valenz*, ein Begriff, der in der Chemie jene Fähigkeit von Atomen beschreibt, Atome anderer Elemente im Molekül zu binden. Auf menschliche Gruppen übertragen bezeichnet Valenz die (unbewusste) Bereitschaft des Einzelnen, »durch die Grundannahmen und das Handeln nach den Grundannahmen eine Verbindung mit der Gruppe einzugehen« (Bion, 2001, S. 84). Valenz steht für eine »unbewußte Funktion der Herdeneigenschaft in der menschlichen Persönlichkeit« (ebd., S. 100). Diese tritt umso deutlicher in Erscheinung, je regressiver eine Gruppe ist und je mehr die Ich-Grenzen verschwimmen. Was auf bewusster Ebene der Arbeitsgruppe *Kooperation* genannt wird und als zielgerichtet-rationales Zusammenwirken von Menschen sichtbar wird, hat sein Korrelat im Unbewussten, eine konstitutionelle Offenheit des Menschen für andere, die es ihm »erlaubt«, spontan in die Dynamik einer Gruppe und ihrer Grundannahmen eintreten zu können oder negativ formuliert: *hineingezogen zu werden*. Die Valenz und die Grundannahmen beziehen sich auf Vorgänge des protomentalen Systems, jene archaische Schicht des Psychischen, in der Somatisches und Psychisches noch nicht hinreichend differenziert sind (vgl. auch Crepaldi, 2011). Dieses protomentale System ist wiederum vergleichbar mit der Erlebniswelt des Neugeborenen, der auf den mütterlichen Container angewiesen ist.

Neben der Mutter-Kind-Dyade (und dem Paar Therapeut-Patient), kann das Verhältnis der Gruppe zum Individuum als konkrete Manifestation einer Container-Contained-Beziehung verstanden werden. In dieser Analogiebildung verhält sich die Gruppe zum Einzelnen wie das Primärobjekt zum Kind. Eine Gruppentherapeutin, die ich während meiner Ausbildungszeit erlebt habe, sagte einmal: »Die Gruppe steht für die Mutter.« Eine Formel, die plakativ sein mag, aber im Kern durchaus Bions Idee trifft, insofern wir in Gruppen massiven regressiven Prozessen ausgesetzt sind und schnell die Frage aufgeworfen wird, wie diese basalen emotionalen Vorgänge in Gruppen ausgehalten, strukturiert und produktiv transformiert werden können, damit Reifung und Entwicklung möglich werden. Mit anderen Worten: Das Containing primitiver mentaler Prozesse ist immer eine der größten Herausforderungen für Gruppen aller Art, seien es nun private, familiäre, arbeitsbezogene oder therapeutische Kontexte. Eine gut kooperierende Arbeitsgruppe kann als Klammer oder Container fungieren, bleibt aber ständig in Gefahr vom Irrationalen oder Destruktiven überwältigt zu werden. Die Gruppe als einen Container zu betrachten ermöglicht uns folgende daran anknüpfende Fragestellungen, die für das (therapeutische) Arbeiten mit Gruppen relevant sein können:

Leitfragen für das Containing in der Gruppe

- Wie gut oder wie schlecht erträgt eine Gruppe innere Spannungen, Konflikte und Blockaden?
- Wie gut oder wie schlecht können in Gruppen belastende emotionale Vorgänge verbalisiert werden oder wie sehr ist ein Benennen oder Aussprechen solcher Themen und Atmosphären verboten oder verpönt?
- Wie flexibel oder wie rigide verharren Gruppen in bestimmten Abwehrstrukturen (Grundannahmen)
- Wie offen und wie kreativ kann über Lösungsmöglichkeiten für konkrete Probleme der Gruppe gesprochen werden?
- Wie geht eine Gruppe mit Individuations- und Abgrenzungsbestrebungen einzelner Teilnehmer um?
- Wie viel Individualität wird toleriert, wie viel Individualität wird von der Gruppe als Bedrohung für die Kohäsion oder Identität der Gruppe erlebt?
- Welchen Rahmen (nährend, abweisend, beklemmend, offen, fördernd oder hemmend) stellt eine Gruppe für besondere Bedürfnisse oder besondere Begabungen einzelner Mitglieder zur Verfügung?

Containing im Kontext von Pädagogik, Beratung und psychosozialer Intervention

Container-Contained ist nicht nur für den relativ klar und eng abgesteckten Rahmen der Psychotherapie relevant, sondern kann grundsätzlich auf all jene Handlungsfelder übertragenen werden, in denen *die bewusste, reflektierte und professionelle Gestaltung von Beziehungen* eine maßgebliche Rolle spielt. Das gilt im Besonderen für pädagogische und beratende Handlungsformen, aber auch für andere Formen psychosozialer Intervention wie zum Beispiel in der klinischen Psychologie, in der Sozialarbeit, in der Krisenintervention, in der psychiatrischen Krankenpflege, in der sozialpsychiatrischen Arbeit und in anderen rehabilitativen Kontexten. Therapie, Betreuung, Förderung, Bildung, Erziehung, Beratung, Begleitung, Pflege oder Fürsorge – all diese Begriffe bezeichnen bestimmte Beziehungsformen, die genutzt werden, um die jeweils kontextspezifischen Zielvorstellungen zu erreichen. Die Interaktionsfelder Pädagoge-Edukand (der zu Erziehende, der zu Bildende), Berater-Klient oder Helfer-Klient bilden dabei die Ausgangspunkte. Für sie gelten dieselben systematischen und intersubjektiven Prinzipien, die wir in den vorangegangenen Kapiteln bereits dargestellt und diskutiert haben. Mithilfe des Containing-Ansatzes können auch diese professionellen Beziehungen theoretisch konzeptualisiert und auf Entwicklung hin ausgerichtet werden, was unmittelbare Konsequenzen für die Reflexion der jeweiligen Arbeitsweise hat. Es macht einen ganz praktischen Unterschied, ob man als professioneller Helfer von seiner Containing-Funktion weiß oder nicht.

Das konkrete Handeln oder Intervenieren sieht je nach Profession freilich sehr unterschiedlich aus. Die Technik der Deutung etwa, die in der Psychotherapie wichtig ist, wäre in der sozialen Arbeit oder im pädagogischen Bereich meistens fehl am Platz. Als Lehrerin oder als Streetworker, um zwei sehr konträre Beispiele zu nennen, wäre es wenig hilfreich einem therapeutischen Selbstverständnis oder vielmehr Selbst*miss*verständnis anzuhängen, weil die primären Aufgaben, nämlich zu bilden oder in sozialen Notlagen Unterstützung anzubieten, aus den Augen verloren würde. Der Alltag in Pädagogik und sozialer Arbeit eröffnet zudem keinen Raum für die Formulierung komplexer, interaktionsbezogener Deutungen. Die Langsamkeit der Psychotherapie ermöglicht das Eintauchen in die Rêverie; die Schnelligkeit von Pädagogik und psychosozialer Arbeit lässt dies nicht in demselben Ausmaß zu, was nicht bedeutet, dass psychoanalytisches Verstehen und Handeln in diesen Bereichen gar nicht möglich wäre (vgl. Figdor, 2001, S. 88f.). Pädagoge-Edukand und Helfer-Klient können ebenso kreative Paare im Sinne Bions sein, wenn es dem Professionellen gelingt die wechselseitigen affektiven Austauschprozesse so zu verdauen, zu träumen oder zu denken, dass diese gezielt in altersgerechte, den jeweiligen Entwicklungsbedürfnissen und *dem Kontext angemessene Handlungssequenzen* (und eben nicht in Deutungen) übersetzt werden können, die eine entwicklungsfördernde oder unterstützende Wirkung entfalten (vgl. Bittner, 1972). Gerade in der pädagogischen Arbeit geht es häufig um eine handelnde Beantwortung von Übertragungswünschen und Projektionen und diese *Antwort im Handeln* ist das Ergebnis eines mehr oder weniger gelungenen generativen Transformationsprozesses. Diese relativ abstrakte Charakterisierung, möchte ich mit zwei anschaulichen Fallbeispielen aus der psychoanalytisch-pädagogischen Literatur veranschaulichen.

Gstach und Sieber-Mayr (2001) berichten in einer Fallvignette von einer psychoanalytisch vorgebildeten Sonderschullehrerin, die sich im Unterricht immer wieder mit einer stark verhaltensauffälligen, aggressiven achtjährigen Schülerin verwickelt, der sie besonders viel Zeit und Aufmerksamkeit widmet. Die anderen Schüler in dieser Klasse reagieren auf diese Bevorzugung mit Eifersucht und zunehmender Aggression gegenüber der »Problemschülerin«. Durch den Besuch einer psychoanalytischen Supervisionsgruppe entstehen für die Lehrerin neue pädagogische Handlungsperspektiven. Anstatt durch die aufgeheizte Gruppendynamik weiter in Bedrängnis zu geraten, versucht die Pädagogin in der Klasse das Erzählen bzw. gemeinsame Erfinden einer Geschichte anzuregen, in der sich die Situation der Klasse widergespiegelt. Durch die Produktion des Narrativs werden schwierige Themen altersgerecht ansprechbar. Die Schüler identifizieren sich mit Figuren der Geschichte (z. B. mit einem Außenseiter), die sie selbst erfinden, und gewinnen dadurch ein erweitertes Verständnis für die Situation der Gruppe und für die Position der Problemschülerin. Die Intervention ermöglicht einen Wechsel vom unkontrollierten Agieren ins mentalisierende Reflektieren. Durch pädagogische Interventionen dieser Art können nicht nur affektive Spannungen gelöst, sondern Containing- und Mentalisierungsprozesse gezielt gefördert werden.

Maas (2010) berichtet von ihrer pädagogischen Arbeit in der Frühförderung, einer sensiblen Maßnahme, die direkt zu Hause, in den »vier Wänden« der Familie stattfindet. In einem anschaulichen Fallbeispiel geht es um die Unterstützung einer alleinerziehenden Mutter und ihrer zweijährigen Tochter, die in einem psychosozial extrem verwahrlosten Umfeld aufwächst, in dem grundlegende emotionale Bedürfnisse nicht ausreichend befriedigt werden. Frühförderung nimmt den frühen Mutter-Kind-Dialog in den Blick und möchte frühzeitig in die gestörte Bindungsentwicklung eingreifen. Die Pädagogin beobachtet Szenen, in denen ihre Klientin, ohne zuvor mimisch oder verbal mit ihrer Tochter Kontakt aufgenommen zu haben, die Wohnung verlässt, um den Treppenaufgang zu reinigen oder etwas zu holen. Um derartige für das Kind hochgradig emotional besetzte Trennungsszenen einzurahmen (zu containen), beginnt die Frühförderin, die wie selbstverständlich an der häuslichen Dynamik partizipiert, für das Kind auszusprechen, was sich gerade im Hier und Jetzt abspielt. Durch die feinfühlig abgestimmten begleitenden Kommentare zu alltäglichen Szenen dieser Art wird dem Kind ein Symbolisierungsraum zur Verfügung gestellt. Erst in einem zweiten Schritt wird die Mutter einbezogen, instruiert und angeregt, diese vermittelnde Symbolisierungsfunktion für ihre Tochter selbst zu übernehmen und auch kurze Trennungen durch Rituale, die affektiv auf das Kind abgestimmt sind, zu umrahmen, um Halt und Sicherheit zu vermitteln und langfristig zur seelischen Strukturbildung des Kindes beizutragen.

Neben der (psychoanalytischen) Pädagogik werden Bions Ansätze heute vor allem für verschiedene Bereiche der psychodynamischen Beratung, der Supervision und des Coaching sowie für das Verstehen von Organisationen und deren unbewusste Dynamiken fruchtbar gemacht (vgl. Giernalczyk et al., 2013; Gareis & Stummer, 2006; Haubl, 2011; Lohmer & Möller, 2014). Besonders Personen, die eine Leitungsposition innehaben (z.B. Geschäftsführer, Team- und Abteilungsleiter, Projektmanager, Leiter von psychosozialen Einrichtungen etc.), können im Rahmen von Führungskräfte-Coachings und Organisationsberatungen für ihre Container-Funktionen sensibilisiert werden, um ein produktiven Umgang mit Unsicherheiten in Teams oder Abteilungen zu fördern.

So weist etwa Finger-Trescher (2011) darauf hin, dass die primären Aufgaben von Mitarbeitern in psychosozialen Einrichtungen (wie z. B. Beratungsstellen) *immer* unbewusste Ängste auslösen, die wiederum ein mehr oder weniger rigides Festhalten an vermeintlich Sicherheit spendenden, vertrauten Strukturen bewirken können. Generell neigen alle Organisationen (und Gruppen) dazu, ihre Struktur und Stabilität zu schützen, indem alle Themen, die eine unkontrollierte Veränderung hervorrufen könnten, kommunikativ latent gehalten werden. Dieser sogenannte *Latenzschutz* erfüllt eine sinnvolle Funktion, solange er nicht verhindert, dass kritische Punkte und wichtige Probleme angesprochen werden, die für die Entwicklung der Organisation essenziell wären (vgl. Haubl, 2011). Menschen in psychosozialen Berufen, die täglich mit dem Leid anderer befasst sind, brauchen besonderen Halt, eine berechenbare Situation, Unterstützung und Entlastung, aber ein übertriebener Latenzschutz schränkt die Mitarbeiter in der optimalen Erfüllung ihrer primären Arbeitsaufgaben mehr ein, als dass er sie schützt. Die Verantwortung einer Führungskraft besteht hier im Antizipieren und Initiieren von Optimierungs- und Veränderungsprozessen bei gleichzeitigem Containing der damit verbundenen Befürchtungen seitens der stark persönlich geforderten Mitarbeiter. Das Containing ist »wesentlich, damit innerhalb des ängstigenden Wandels eine Stabilität erhalten bleiben kann, die es den Mitarbeiterinnen und Mitarbeitern ermöglicht, trotz der Ängste und Abwehrhaltungen sich wandelnden Strukturen und veränderten Aufgaben zuzuwenden, sie mitzudefinieren und deren Erfüllung zu gestalten« (Finger-Trescher, 2011, S. 193).

In der Beratung von Organisationen und Personen in Leitungsfunktion bietet sich der Coach oder Berater vorübergehend als Container an, der Unsicherheiten und Ängste bereitwillig aufnimmt; er stellt einen »Nistplatz« für das noch Unverstandene, nicht Ausgereifte oder Unverdaute zur Verfügung und wartet geduldig, bis sich im Verlauf des Beratungsprozesses eines neues Bild oder Muster zeigt. Durch die Containing-Funktion des Beraters soll Chaos sukzessive in verstehbare Muster übersetzt werden (vgl. Giernaclczyk et al., 2013).

Damit das gelingt, muss in einem ersten Schritt ein Setting konstruiert werden, das *strukturelles Containing* ermöglicht: Die

Coaching-Sitzung sollte außerhalb des eigentlichen Arbeitsumfeldes stattfinden, in einer möglichst von äußeren Einflüssen und Störungen (z.B. Telefonanrufen, E-Mails, Unterbrechungen) geschützten, haltgebenden und vertrauensstiftenden Situation. Dazu gehören auch lapidare Dinge wie eine entspannende Atmosphäre, ansprechende Räume, ein verlässliches Terminmanagement, klare finanzielle Vereinbarungen sowie transparente Zeitstrukturen bezüglich Sitzungsdauer und Frequenz – allesamt Rahmenvariablen, die auch für psychotherapeutische Maßnahmen selbstverständlich und unerlässlich sind. Für den eigentlichen Beratungsprozess empfehlen Giernalczyk und Kollegen (2013, S. 428) folgende Leitfragen, die sich ein Coach bzw. ein Organisationsberater im Rahmen seiner Containing-Funktion stellen kann:

Leitfragen für das Containing im Rahmen von Organisationsberatung (Giernalczyk et al., 2013)

- »Wahrnehmung: Was sehe ich? Was höre ich? Was ›rieche‹ ich? Welchen Handlungsimpuls habe ich?
- Emotionen: Wie fühle ich mich?
- Bilder, Assoziationen, Erinnerungen: Was löst das Gesagte in mir aus? Welche Bilder steigen in mir auf? Welche Assoziationen habe ich?
- Professionelles ›Nicht-Wissen‹: Welche scheinbar ›naiven Fragen‹ habe ich? Was erscheint mir hier als ›normal‹ bzw. ›selbstverständlich‹, sodass ich zunächst eine Scheu habe, hierzu eine Frage zu stellen?
- Identifizierung mit den Beteiligten: Wie würde es mir gehen, wenn ich an ihrer Stelle wäre? Wie würde es mir mit dieser Rolle gehen? Wie würde ich mich fühlen?
- Unbemerktes: Was könnte hier im Raum sein, was nie ausgesprochen wird? Welche Dinge dürften nicht passieren?
- Hypothesenbildung: Welche Hypothesen über mögliche Zusammenhänge habe ich? Wie würde ich die vorherrschende Dynamik [in der Organisation] beschreiben?«

Im besten Fall können im Rahmen solcher Organisationsberatungen oder Coachings Probleme und Dynamiken umfassend verstanden werden und durch das bidirektionale, das heißt von Helfer und Klient getragene, Containing neue fruchtbare und produktive Ideen auftauchen; ein gefühlter »Durchbruch« kann den Klienten oder Ratsuchenden sogar mit einem Gefühl von Stolz auf sich selbst erfüllen und dadurch nachhaltige Veränderungsmotivation erzeugen.

Psychodynamische Organisationsberatung und Coaching zielen darauf ab, dass die Organisation selbst in ausreichendem Maße wie ein guter Container funktionieren kann. Dazu benötigt sie sowohl »funktionale Strukturen als auch Reflexionsräume. Eines allein genügt nicht. Ein Reflexionsraum inmitten chaotischer Strukturen bewirkt nichts, ebenso wenig wie gute, klare Strukturen und Rollen ohne regelmäßige Reflexion« (ebd., S. 431). Die funktionalen Strukturen betreffen die Klarheit *über* und Effizienz *der* Aufgaben, Rollen, Prozessabläufe und Autoritätsstrukturen in einer Organisation (sprich: die Arbeitsgruppenfunktion nach Bion). Gibt es sinnvolle Regelungen und herrscht Einverständnis darüber? Ausreichende Reflexionsräume bzw. eine reflexive Organisationskultur können zum Beispiel durch regelmäßige Teambesprechungen, Supervisionen und Leitungscoachings gewährleistet werden – Rituale, bei denen in bestimmten Abständen relativ frei über Bedürfnisse, Ängste und als problematisch erkannte Muster oder Abläufe nachgedacht werden kann (vgl. ebd.). Das klingt zwar theoretisch sehr gut, es gilt bei diesen Beratungsformaten aber auch realistische Grenzen im Auge zu behalten, denn »es wäre naiv, ungeprüft davon auszugehen, dass eine Organisation für eine Beratung offen sei, nur weil sie eine Beratung in Auftrag gibt und finanziert« (Haubl, 2011, S. 201). Allerlei Motive und mehr oder weniger bewusste Erwartungen einer Organisation oder eines Unternehmens können hinter dem Ansinnen einer Beratung stehen. Eine sehr ungünstige Ausgangslage liegt vor, wenn sich ein Unternehmen als Kunde versteht, das mit der Beratung »eine Dienstleistung einkauft, die kritiklos seine Vorstellungen verwirklicht« (ebd.). In solchen Fällen können sich Containing-Prozesse, die immer auch Wachstumsprozesse sind, kaum entfalten. Eine sorgfältige Analyse der Beauftragung vor Beginn des Coachings ist daher unerlässlich.

Ethik der Leidensfähigkeit? Ein Schlusswort

Die Logik des Containers hat eine *soziale* bzw. *interaktionelle* Relevanz, die auf verschiedensten Ebenen (z. B. in therapeutischen Dyaden, familiären Triaden, Gruppen) wirksam ist. Über die gesamte Lebensspanne hinweg befinden wir uns im unbewussten wechselseitigen Austausch mit der Psyche von anderen. Diese Zirkulationsprozesse benötigen wir, um unsere emotionalen und kognitiven Kapazitäten (die untrennbar miteinander verwoben sind) auszudifferenzieren und um sich an eine sich stets verändernde Umwelt mitsamt der darin enthaltenen Dynamik komplexer zwischenmenschlicher Beziehungen anzupassen und diese kreativ zu verändern. Psychoanalyse und Psychotherapie stellen für diesen Zweck gezielt hilfreiche Beziehungs- und Lernerfahrungen zur Verfügung. Die entscheidende *individuelle* oder *intrapsychische* Komponente, die uns all das ermöglichen kann, sozusagen die »Kernkompetenz« des Containing, könnte man als Frustrationstoleranz oder schlicht als *Leidensfähigkeit* im weitesten Sinne bezeichnen. »[D]ie Fähigkeit des Patienten zum Leiden durch die analytische Erfahrung zu steigern« (Bion, 1992a, S. 94), stellt aus Bions Sicht wohl das wichtigste Ziel der Psychoanalyse dar.

Das klingt zunächst ernüchternd und ist, wenn man an die mitunter spektakulär formulierten Heilserwartungen mancher Therapieangebote denkt, wahrscheinlich keine gute Werbestrategie. Würde man einem Patienten am Beginn der Analyse erklären, dass er am Ende nur besser dazu in der Lage sei, Leiden zu ertragen (zu containen), dürfte man wohl keine allzu große Begeisterung hervorrufen. Jedoch hängen alle gängigen und häufig genannten psychotherapeutischen Wertvorstellungen und Teilziele (wie z. B. Verbesserung von Selbstwirksamkeit und Selbststeuerung,

Liebes- und Arbeitsfähigkeit, Reflexionsfähigkeit und Autonomieentwicklung) sehr stark von der Fähigkeit einer Person ab, unerträgliche, »giftige« oder bedrohliche innere Zustände auf eine Weise zu modifizieren (zu verdauen, zu träumen oder zu denken), die einen mentalen Spielraum oder psychischen Binnenraum offen hält, in dem Affekte reguliert, Ambivalenzen toleriert, Gefühle symbolisiert und kreative Lösungsmöglichkeiten für äußere Probleme und innere Konflikte fantasiert und durchgespielt werden können. Hier sind wesentliche Punkte genannt, die auch gemäß moderner psychodynamischer Diagnostik mit einem gut integrierten Strukturniveau, sprich mit einer gesunden und reifen Persönlichkeit assoziiert werden (vgl. Arbeitskreis OPD, 2009). Diese sich immer wieder aufs Neue vollziehende Bewegung bzw. der Übergang vom rohen, primitiven oder »nackten« Contained zur Herausbildung einer haltgebenden und leidensfähigen Container-Struktur, wird durch den Prozessbegriff Containing umklammert.

Patienten, die mit starkem Leidensdruck (z.B. durch Angstzustände) zum psychotherapeutischen Erstgespräch erscheinen, haben das nachvollziehbare Anliegen ihren akuten seelischen Schmerz nicht mehr spüren zu müssen. Diesen Menschen zu sagen, dass sie ihr Leid eben tapfer ertragen müssen, wäre zynisch. Trotzdem stellt, analog zur (psycho)somatischen Medizin – man denke hier an chronische Schmerzpatienten –, das schlichte Abstellen von Schmerz ein mangelhaftes und in manchen Fällen sogar verheerendes Therapieziel dar. Unangenehme Emotionen und unlustvolle Selbstzustände haben, wenn sie durch Sprache und Bedeutung (z.B. ein therapeutisches Narrativ) entsprechend eingerahmt werden, eine grundsätzliche Steuerungsfunktion und bieten eine wichtige Orientierung für unseren alltäglichen Lebensvollzug. Am Ende einer erfolgreichen Analyse empfindet der Patient vielleicht immer noch seelischen Schmerz; dessen Form hat sich aber fundamental gewandelt, sodass Leid nun im umfassenden Sinne ertragen werden kann, auch weil sich die Persönlichkeit des Patienten verändert und weiterentwickelt hat. *Schmerzen empfinden* und *Leiden ertragen* sind nach Bion kategorial verschiedene Arten des Erlebens. Zu Ersterem ist auch ein Säugling fähig sowie überhaupt alle Lebewesen, die über einigermaßen differenzierte Nervensysteme verfügen. Das Ertragen von Leid hingegen bezeichnet eine reifere Form der Verarbeitung und impliziert nicht passives oder stoisches Aushalten oder masochistisches Dulden, sondern verweist auf die Möglichkeit eines direkten regulierenden Eingreifens (z. B. sich bei Angst selbst zu beruhigen), eines produktiven Umwandelns und auf die Befähigung aktiv zu Veränderungen im eigenen Leben beizutragen (z. B. pathologische Beziehungen aufzulösen, einen »krankmachenden« Arbeitsplatz zu verlassen, mit einem Verlust umgehen zu lernen, neue Beziehungen einzugehen etc.).

Brown (2012) betont, wie stark das Konzept vom Container durch Bions traumatische Erfahrungen als Soldat im Ersten Weltkrieg inspiriert ist. Diese Theorie ist aus dem Geiste größten Leids geboren worden und ist zugleich das Ergebnis der Verarbeitung dieses Leidens. An manchen Stellen seiner Texte verwendet Bion den Begriff Containment metaphorisch in seiner militärischen Bedeutung, das heißt im Sinne der Eindämmung, Einkapselung oder Einhegung feindlicher Kräfte. Seine Memoiren über die Schlacht von Amiens (Nordfrankreich 1918), in der er als Panzerkommandant ein brutales Gemetzel mit ansehen musste, entstehen etwa zeitgleich mit den ersten Entwürfen zu Container-Contained, die Ende der 1950er Jahre in ein Denktagebuch notiert werden. In seinen Kriegserinnerungen reflektiert Bion seinen mentalen Zustand bei der Schlacht und spricht von sich selbst in der dritten Person: »Bion felt sick. He wanted to think … He tried to think … He tried to think« (Bion, 1997c, zit. n. Brown, 2012, S. 1193). In diesem Stakkato drückt sich das bedrohliche Gefühl aus, ein zersplittertes inneres Objekt in sich zu tragen, das sich im erlebten Moment jedem Verstehen entzieht und das einen mit heftigen Affekten zu überwältigen droht – ein Zustand den Bion bei der Psychoanalyse schwer gestörter Patienten in seiner Gegenübertragung wiedererlebt und in der Folge analog versteht. Dieses »innere Objekt« entspricht einem unverdaubaren Amalgam aus affektiven Eindrücken und sinnliche Reizen (Überreizungen) einer traumatogenen Situation, die in die Psyche eindringen, wie Projektile in den Körper, und deren Verarbeitungskapazität bei Weitem übersteigt. Demgegenüber kann man, so Brown, den Container wie ein *protektives Schild* verstehen, das aus »guten« inneren Objekten gebildet ist, die ihrerseits das Ergebnis der Verinnerlichung gelungener Beziehungen sind. Als psychische Struktur kann dieses Schild die zersplitterten Teile integrieren und dadurch verdaubar, träumbar und denkbar machen. (Mit dem Einfluss von Bions Kriegstraumata auf seine Theorie habe ich mich in einem eigenen Aufsatz befasst; vgl. Crepaldi, 2018.)

Diese pathozentrische (leidenszentrierte) Weltanschauung Bions wurde aber schon lange vor seinen Erfahrungen als Soldat geprägt. Kindheit beschreibt er in privaten Aufzeichnungen als eine düstere Phase, in der man hauptsächlich von bösen Geistern heimgesucht wird, in der man aber noch keine seelische Kraft oder psychische »Hornhaut« besitzt, um damit umzugehen. Wie andere ihre Kindheit als »glücklich« erleben können, sei ihm deshalb, wie er an einer Stelle sagt, völlig schleierhaft (vgl. ebd., S. 1195).

Keinesfalls geht es Bion darum, aus verbrämten religiösen Motiven, Martyrien zu rechtfertigen. Wenn er in der Leidensfähigkeit das Herzstück seiner psychoanalytischen Arbeit ausmacht, lässt sich dahinter eher eine Ethik herausschälen, die von Schopenhauer, über Kierkegaard und Heidegger, direkt zu Freud führt und in der Endlichkeit, Verfall und Sterblichkeit ins Zentrum eines nicht-idealistischen Menschenbildes rücken. Formeln wie »Alles Leben ist Leiden« oder »Dasein zum Tode« brachten diese existenzielle Grundstimmung in der Philosophie zum Ausdruck. Bion ist aber weniger pessimistisch, als es hier anklingen mag, ist er doch ebenso ein Denker, der *Entwicklung* betont, die prinzipiell bis zum Tode möglich ist. In einem Seminar am Ende der 1970er Jahre, kurz vor seinem eigenen Krebstod, vertritt er die radikale Auffassung, dass die Psychoanalyse auch Patienten mit sogenannten »terminalen« Krebserkrankungen unter dem Aspekt von Entwicklung begegnen muss anstatt mit »Begräbnisvorbereitungen« befasst zu sein (vgl. Bion, 2007b). Sein Motto könnte daher ebenso lauten: Alles Leben ist Entwicklung! Aber die Grundbedingung jeder seelischen (emotionalen, kognitiven, geistigen, spirituellen) Entwicklung ist wiederum *das Austragen von Leid*, bis es Sprache werden kann. Von hier aus ist es nicht mehr weit zu Theodor W. Adornos Diktum, wonach das Bedürfnis, »Leiden beredt werden zu lassen«, die »Bedingung aller Wahrheit« (Adorno, 1975, S. 29) ist, und »Wahrheit« – wir setzen den Satz Adornos in Bions Worten fort –»scheint aber für die psychische Gesundheit unentbehrlich zu sein«. Die Auswirkung eines Fehlens von Wahrheit »entspricht der Auswirkung körperlichen Verhungerns auf die körperliche Verfassung« (Bion, 1992b, S. 107). Fazit: Wer nicht leidensfähig ist, der ist auch nicht »wahrheitsfähig«, und ohne Wahrheit – die nichts anderes als »eloquentes Leid« ist – verkümmert die Seele.

Literatur

Adorno, T. W. (1975). *Negative Dialektik*. Frankfurt a. M.: Suhrkamp.

Ahlheim, H. (2011). Psychoanalytische Elternberatung. In H. Schnoor (Hrsg.), *Psychodynamische Beratung* (S. 77–87). Göttingen: Vandenhoeck & Ruprecht.

Ainsworth, M. D. (2003). Feinfühligkeit versus Unfeinfühligkeit gegenüber den Mitteilungen des Babys. In K. E. Grossmann & K. Grossmann (Hrsg.), *Bindung und menschliche Entwicklung* (S. 414–421). Stuttgart: Klett-Cotta).

Altmeyer, M. (2011). Die zeitgenössische Psychoanalyse zwischen Fundamentalismus und Moderne. In P. Diederichs, J. Frommer & F. Wellendorf (Hrsg.), *Äußere und innere Realität. Theorie und Behandlungstechnik der Psychoanalyse im Wandel* (S. 145–161). Stuttgart: Klett-Cotta.

Arbeitskreis OPD (2009). *Operationalisierte Psychodynamische Diagnostik OPD-2. Das Manual für Diagnostik und Therapieplanung*. Bern: Huber.

Beland, H. (2001). Vorwort zur 3. Auflage. In W. R. Bion, *Erfahrungen in Gruppen* (S. I–VIII). Stuttgart: Klett-Cotta.

Bettighofer, S. (1994). *Übertragung und Gegenübertragung im therapeutischen Prozess*. Stuttgart: Kohlhammer.

Bion, W. R. (1992a [1963]). *Elemente der Psychoanalyse*. Frankfurt a. M.: Suhrkamp.

Bion, W. R. (1992b [1961]). *Lernen durch Erfahrung*. Frankfurt a. M.: Suhrkamp.

Bion, W. R. (1997a). *Taming Wild Thoughts*. London: Karnac.

Bion, W. R. (1997b [1965]). *Transformationen*. Frankfurt a. M.: Suhrkamp.

Bion, W. R. (1997c). *War Memoirs 1917–1919*. London: Karnac.

Bion, W. R. (2001 [1961]). *Erfahrungen in Gruppen*. Suttgart: Klett-Cotta.

Bion, W. R. (2006 [1970]). *Aufmerksamkeit und Deutung*. Tübingen: edition diskord.

Bion, W. R. (2007a [1985]). *Die italienischen Seminare*. Tübingen: edition diskord.

Bion, W. R. (2007b [1987]). *Die Tavistock-Seminare*. Tübingen: edition diskord.

Bion, W. R. (2009 [1977]). *Raster und Zäsur*. Tübingen: edition diskord.

Bion, W. R. (2013 [1967]). *Frühe Vorträge und Schriften mit einem kritischen Kommentar: »Second Thoughts«*. Tübingen: edition diskord.

Birksted-Breen, D. (2016). Bi-ocularity, the functioning mind of the psychoanalyst. *Int J Psychoanal, 97*, 25–40.

Bittner, G. (1972). *Psychoanalyse und soziale Erziehung*. München: Juventa.

Bléandonu, G. (2008). *Wilfred R. Bion: Leben und Werk*. Tübingen: edition diskord.

Bohleber, W. (2013). Der psychoanalytische Begriff des Unbewussten und seine Entwicklung. *Psyche – Z Psychoanal, 67*, 804–814.

Bohleber, W., Fonagy, P., Jiménez, J. P., Scarfone, D., Varvin, S. & Zysman, S. (2013). Für einen besseren Umgang mit psychoanalytischen Konzepten, modellhaft illustriert am Konzept »Enactment«. *Psyche – Z Psychoanal, 67*, 1212–1250.

Bowlby, J. (2006). *Bindung*. München: Ernst Reinhardt Verlag.

Brown, L. J. (2012). Bion's discovery of alpha function: Thinking under fire on the battlefield and in the consulting room. *Int J Psychoanal, 93*, 1191–1214.

Cartwright, D. (2010). *Containing States of Mind. Exploring Bion's »Container Model« in Psychoanalytic Psychotherapy*. London: Routledge.

Crepaldi, G. (2008). Über die Grenze des Sagbaren. Die Genese des Denkens aus emotionaler Erfahrung in der Psychoanalyse Bions. In T. Gimesi & W. Hanselitsch (Hrsg.), *Über die Grenze* (S. 1–22). Wien: Lit-Verlag.

Crepaldi, G. (2009). »O« – Origin – Ursprung. Zur Konzeption der »letzten Realität« im Denken Bions in Anlehnung an Kants »Ding an sich«. In T. Gimesi & W. Hanselitsch (Hrsg.), *Ursprünge und Anfänge* (S. 1–20). Wien: Lit-Verlag.

Crepaldi, G. (2011). Gewalt als Gruppenphänomen. Eine psychoanalytische Sitzung mit Kleists ›Das Erdbeben in Chili‹. In ders., A. Kriwak & T. Pröll (Hrsg.). *Kleist zur Gewalt. Transdisziplinäre Perspektiven* (S. 63–90). Innsbruck: innsbruck university press.

Crepaldi, G. (2013). Bion und Kant. Psychoanalytisch-philosophische Überlegungen zu »O« als »Ding an sich«. *Psyche – Z Psychoanal, 67*, 432–457.

Crepaldi, G. (2018). Inter-Psychische Realität im Kriegszustand. Kommunikationsvernichtung durch malignes Containing. *Trauma – Zeitschrift für Psychotraumatologie und ihre Anwendungen, 16*, 16–26.

Dahl, G. (2001). Primärer Narzißmus und inneres Objekt. Zum Schicksal einer Kontroverse. *Psyche – Z Psychoanal, 55*, 577–611.

Engel, U., Gast, L. & Gutmann, J. B. (2000). *Bion. Aspekte der Rezeption in Deutschland*. Tübingen: edition diskord.

Ermann, M. (2009). *Psychoanalyse in den Jahren nach Freud: Entwicklungen 1940–1975*. Stuttgart: Kohlhammer.

Ferro, A. (2014). Unrepräsentierte psychische Zustände und das Generieren von Bedeutung. *Psyche – Z Psychoanal, 68*, 820–839.

Figdor, H. (2001). Wissenschaftstheoretische Grundlagen der Psychoanalytischen Pädagogik. In ders. & M. Muck (Hrsg.), *Grundlagen der psychoanalytischen Pädagogik* (S. 63–99). Gießen: Psychosozial-Verlag.

Finger-Trescher, U. (2011). Beratungsqualität und Leitungsqualität in psychosozialen Beratungseinrichtugen. In H. Schnoor (Hrsg.), *Psycho-*

dynamische Beratung (S. 179–198). Göttingen: Vandenhoeck & Ruprecht.

Fonagy, P. & Campbell, C. (2017). Böses Blut – ein Rückblick: Bindung und Psychoanalyse. *Psyche – Z Psychoanal, 71*, 275–305.

Fonagy, P. & Target, M. (2007). *Psychoanalyse und die Psychopathologie der Entwicklung*. Stuttgart: Klett-Cotta.

Fonagy, P., Gergely, G., Jurist, E.L. & Target, M. (2002). *Affektregulierung, Mentalisierung und die Entwicklung des Selbst*. Stuttgart: Klett-Cotta.

Freud, S. (1900a). *Die Traumdeutung. GW II/III*. Frankfurt a.M.: Fischer.

Freud, S. (1905d). *Drei Abhandlungen zur Sexualtheorie*. GW V (S. 27, 33–145). Frankfurt a.M.: Fischer.

Freud, S. (1911b). Formulierungen über zwei Prinzipien des psychischen Geschehens. GW VIII (S. 230–238). Frankfurt a.M.: Fischer.

Freud, S. (1915c). Triebe und Triebschicksale. GW X (S. 210–232). Frankfurt a.M.: Fischer.

Freud, S. (1923b). *Das Ich und das Es*. GW XIII (S. 237–289). Frankfurt a.M.: Fischer.

Freud, S. (1930a). *Das Unbehagen in der Kultur*. GW XIV (S. 419–505). Frankfurt a.M.: Fischer.

Freud, S. (1933b). Warum Krieg? Brief an Albert Einstein. GW XVI (S. 13–27). Frankfurt a.M.: Fischer.

Gareis, R. & Stummer, M. (2006). *Prozesse & Projekte*. Wien: Manz.

Gershon, M. (2001). *Der kluge Bauch – Die Entdeckung des zweiten Gehirns*. München: Goldmann.

Giernalczyk, T., Lohmer, M. & Albrecht, C. (2013). Containment im Coaching. *Organisationsberat Superv Coach, 20*, 425–435.

Greenson, R. (1970). Die Sonderstellung des Traums in der psychoanalytischen Praxis. In ders., *Psychoanalytische Erkundungen* (S. 336–363). Stuttgart: Klett-Cotta.

Greve, N. (2013). Reframing. In W. Senf, M. Broda & B. Wilms (Hrsg.), *Techniken der Psychotherapie: Ein methodenübergreifendes Kompendium* (S. 101–103). Stuttgart: Thieme.

Grieser, J. (2015). *Triangulierung*. Gießen: Psychosozial-Verlag.

Grossmann, P. & Reddemann, L. (2016). Achtsamkeit Wahrnehmen ohne Urteilen – oder ein Weg, Ethik in der Psychotherapie zu verkörpern? *Psychotherapeut, 61*, 222–228.

Grotsein, J.S. (1979). Who is the dreamer who dreams the dream and who is the dreamer who understands it – a psychoanalytic inquiry into the ultimate nature of being. *Contemporary Psychoanalysis, 15*, 110–169.

Gstach, J & Sieber-Mayr, B. (2001). Anna stört – Zum Umgang mit auffälligem Verhalten am Beispiel eines achtjährigen Schuldmädchens. In ders. & M. Muck (Hrsg.), *Grundlagen der psychoanalytischen Pädagogik* (S. 293–305). Gießen: Psychosozial-Verlag.

Haubl, R. (2011). Latenzschutz und Veränderungswiderstand. Grundfragen psychodynamisch-systemischer Organisationsberatung. In H. Schnoor (Hrsg.), *Psychodynamische Beratung* (S. 197–211). Göttingen: Vandenhoeck & Ruprecht.

Hédervári-Heller, E. (2014). Bindung und Bindungsstörungen. In M. Cierpka (Hrsg.), *Frühe Kindheit 0–3 Jahre* (S. 57–67). Heidelberg: Springer-Verlag.

Hirsch, M. (2010). Körperdissoziation als Traumafolge. *Psyche – Z Psychoanal, 64*, 193–211.

Holmes, J. (2017). Reverie-informed research interviewing. *Int J Psychoanal, 98*, 709–728.

Klein, M. (2006). *Das Seelenleben des Kleinkindes*. Stuttgart: Klett-Cotta.

Kleist, H. v. (2001). *Sämtliche Werke und Briefe*. München: Dtv.

Körner, J. (2011a). Deutungen. *Psychotherapeut, 56*, 110–117.

Körner, J. (2011b). Psychodynamische Beratung zwischen analytischer Psychotherapie und Pädagogik. In H. Schnoor (Hrsg.), *Psychodynamische Beratung* (S. 37–50). Göttingen: Vandenhoeck & Ruprecht.

Krejci, E. (1992a). Vorwort. In W. R. Bion (1992a), *Elemente der Psychoanalyse* (S. 7–25). Frankfurt a. M.: Suhrkamp.

Krejci, E. (1992b). Vorwort. In W. R. Bion (1992b), *Lernen durch Erfahrung* (S. 9–35). Frankfurt a. M.: Suhrkamp.

Krejci, E. (2015). *Vertiefung in die Oberfläche*. Gießen: Psychosozial-Verlag.

Küchenhoff, J. & Agarwalla, P. (2002). *Körperbild und Persönlichkeit. Die klinische Evaluation des Körpererlebens mit der Körperbild-Liste*. Heidelberg: Springer-Verlag.

Laplance, J. (1974). *Leben und Tod in der Psychoanalyse*. Freiburg i. Br.: Walter-Verlag.

Laplanche, J. & Pontalis, J. (1973). *Das Vokabular der Psychoanalyse*. Frankfurt a. M.: Suhrkamp.

Lazar, R. A. (2008). Container – Contained. In W. Mertens & B. Waldvogel (Hrsg.), *Handbuch psychoanalytischer Grundbegriffe* (S. 118–122). Stuttgart: Kohlhammer.

Leuschner, W. (2008). Traum. In W. Mertens & B. Waldvogel (Hrsg.), *Handbuch psychoanalytischer Grundbegriffe* (S. 761–767). Stuttgart: Kohlhammer.

Lohmer, M. & Möller, H. (2014). *Psychoanalyse in Organisationen: Einführung in die psychodynamische Organisationsberatung*. Stuttgart: Kohlhammer.

Maas, D. (2010). Psychoanalytische Pädagogik in der Frühförderung. In H. Hopf & E. Heinemann (Hrsg.), *Psychoanalytische Pädagogik: Theorien, Methoden, Fallbeispiele* (S. 78–92). Stuttgart: Kohlhammer.

Maier, C. (2008). Urszene. In W. Mertens & B. Waldvogel (Hrsg.), *Handbuch psychoanalytischer Grundbegriffe* (S. 816–818). Stuttgart: Kohlhammer.

Meltzer, D. (2009). Dream-life: A Re-examination of the Psychoanalytic Theory and Technique. London: Karnac.

Moser, G. (2006). Psychosomatik der Darmerkrankungen. *Psychosom Med Psychother, 52*, 112–126.

Müller-Pozzi, H. (2002). *Psychoanalytisches Denken*. Bern: Verlag Hans Huber.

Niedecken, D. Hrsg. (2008). *Szene und Containment. Wilfred Bion und Alfred Lorenzer. Ein fiktiver Dialog*. Marburg: Tectum.

Nissen, B. (2014). Autistoide Organisationen. *Jahrbuch der Psychoanalyse, 68*, 71–88.

Ogden, T. (2004a). On holding an containing, being and dreaming. *Int J Psychoanal, 85*, 1349–1364.

Ogden, T. (2004b). The Analytic Third: Implications for psychoanalytic theory and technique. *Psychoanal Q, 73*, 167–95.

Pedersen, S.H., Poulsen, S. & Lunn, S. (2014). Affect regulation: Holding, containing and mirroring. *Int J Psychoanal, 95*, 843–864.

Poscheschnik, G. (2009). Empirische Forschung in der Psychoanalyse – Vorbehalte und Vorteile. *Psyche – Z Psychoanal, 63*, 333–366.

Reich, G. (2008). Projektive Identifizierung. In W. Mertens & B. Waldvogel (Hrsg.), *Handbuch psychoanalytischer Grundbegriffe* (S. 600–603). Stuttgart: Kohlhammer.

Rolling Stone (2015). Noel Gallagher on Loving »Seinfeld«, Hating Most Everything Else. URL: http://www.rollingstone.com/music/features/noel-gallagher-on-loving-seinfeld-hating-most-everything-else-20150227 (26.07.2017).

Rothbart, S. (2017). »Uncertainty clouds«. Wilfred R. Bions psychoanalytische Ästhetik als Poetik der Unsicherheit. *Psyche – Z Psychoanal, 71*, 189–213.

Sandler, P.C. (2005). The Language of Bion: A Dictionary of Concepts. London: Karnac.

Schultz-Venrath, U. (2013). *Lehrbuch Mentalisieren*. Stuttgart: Klett-Cotta.

Simpkins, C.A. & Simpkins, A.M. (2013). *Neuroscience for Clinicians Evidence, Models, and Practice*. New York: Springer.

Stern, D. (2003). Die Lebenserfahrung des Säuglings. Stuttgart: Klett-Cotta.

Stevenson-Hinde, J. (1990). Attachment within family systems: An overview. *Infant Mental Health Journal, 11*, 218–227.

Taubner, S. & Wolter, S. (2016). Mentalisierung, Affektregulation, Empathie. In G. Poscheschnik & B. Traxl: *Handbuch Psychoanalytische Entwicklungswissenschaft* (S. 147–170). Gießen: Psychosozial-Verlag.

Taylor, D. (2011). Commentary on Vermote's »On the value of ›late Bion‹ to analytic theory and practice«. *Int J Psychoanal, 92*, 1099–1112.

Trescher, H.G. (2001). Handlungstheoretische Aspekte der Psychoanalytischen Pädagogik. In ders. & M. Muck (Hrsg.), *Grundlagen der psychoanalytischen Pädagogik* (S. 167–203). Gießen: Psychosozial-Verlag.

Vermote, R. (2011). On the value of »late Bion« to analytic theory and practice. *Int J Psychoanal, 92*, 1089–1098.

Wellendorf, F. (1999). Jenseits der Empathie. *Forum Psychoanal, 15*, 9–24.

Wiedemann, W. (2007). *Wilfred Bion. Biografie, Theorie und klinische Praxis des »Mystikers der Psychoanalyse«*. Gießen: Psychosozial-Verlag.

Winnicott, D.W. (1998). *Die menschliche Natur*. Stuttgart: Klett-Cotta.

Wittgenstein, L. (1984). *Werkausgabe, Band 1: Tractatus logico-philosophicus / Tagebücher 1914–1916 / Philosophische Untersuchungen*. Frankfurt a.M. (Suhrkamp).

Zaboura, N. (2009). *Das empathische Gehirn. Spiegelneurone als Grundlage menschlicher Kommunikation*. Wiesbaden: VS Verlag.

Zwiebel, R. & Weischede, G. (2015). *Buddha und Freud – Präsenz und Einsicht. Über buddhistisches und psychoanalytisches Denken*. Göttingen: Vandenhoeck & Ruprecht.

Psychosozial-Verlag

Joseph Sandler, Alex Holder, Christopher Dare, Anna Ursula Dreher

Freuds Modelle der Seele

Eine Einführung

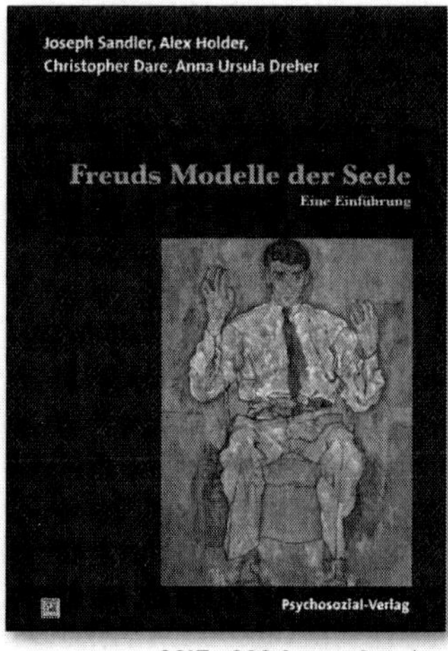

2017 · 233 Seiten · Broschur
ISBN 978-3-8379-2737-5

»Dieses Buch ist ein Muss für jeden, egal zu welcher psychoanalytischen Schule oder Richtung er gehört; denn es lässt uns verstehen, wie selbst die Psychoanalyse in der Gegenwart noch auf kreative Weise im Werk ihres Begründers verwurzelt ist.«

Riccardo Steiner

Die AutorInnen zeichnen prägnant und verständlich die theoretischen Modelle des Psychischen nach, die Sigmund Freud im Laufe seines Lebens entworfen, weiterentwickelt und modifiziert hat, um die Ursachen des psychischen Leidens seiner PatientInnen zu erklären. Sie unterscheiden zwischen dem Affekt-Trauma-Modell, dem Topografischen Modell mit den Systemen Unbewusst, Vorbewusst und Bewusst und dem Strukturmodell mit seinen Instanzen Ich, Es und Überich. Besondere Aufmerksamkeit widmen sie dabei dem Topografischen Modell, das die Grundlage für die meisten späteren psychoanalytischen Konzepte bildet und sich als klinisch sehr bedeutsam erwiesen hat. Darüber hinaus wird gezeigt, dass die verschiedenen Freud'schen Modelle der Seele nicht unabhängig voneinander sind. Vielmehr liegt eine Entwicklung der Theorie mit beträchtlichen Überlappungen einzelner Vorstellungen vor.

Leserinnen und Leser erhalten nicht nur einen fundierten Einblick in die Theorie Freuds, sondern zugleich das Rüstzeug, sich einen Weg durch die labyrinthische Vielfalt der zeitgenössischen psychoanalytischen Theorien zu bahnen.

Walltorstr. 10 · 35390 Gießen · Tel. 0641-969978-18 · Fax 0641-969978-19
bestellung@psychosozial-verlag.de · www.psychosozial-verlag.de

Liebes- und Arbeitsfähigkeit, Reflexionsfähigkeit und Autonomieentwicklung) sehr stark von der Fähigkeit einer Person ab, unerträgliche, »giftige« oder bedrohliche innere Zustände auf eine Weise zu modifizieren (zu verdauen, zu träumen oder zu denken), die einen mentalen Spielraum oder psychischen Binnenraum offen hält, in dem Affekte reguliert, Ambivalenzen toleriert, Gefühle symbolisiert und kreative Lösungsmöglichkeiten für äußere Probleme und innere Konflikte fantasiert und durchgespielt werden können. Hier sind wesentliche Punkte genannt, die auch gemäß moderner psychodynamischer Diagnostik mit einem gut integrierten Strukturniveau, sprich mit einer gesunden und reifen Persönlichkeit assoziiert werden (vgl. Arbeitskreis OPD, 2009). Diese sich immer wieder aufs Neue vollziehende Bewegung bzw. der Übergang vom rohen, primitiven oder »nackten« Contained zur Herausbildung einer haltgebenden und leidensfähigen Container-Struktur, wird durch den Prozessbegriff Containing umklammert.

Patienten, die mit starkem Leidensdruck (z.B. durch Angstzustände) zum psychotherapeutischen Erstgespräch erscheinen, haben das nachvollziehbare Anliegen ihren akuten seelischen Schmerz nicht mehr spüren zu müssen. Diesen Menschen zu sagen, dass sie ihr Leid eben tapfer ertragen müssen, wäre zynisch. Trotzdem stellt, analog zur (psycho)somatischen Medizin – man denke hier an chronische Schmerzpatienten –, das schlichte Abstellen von Schmerz ein mangelhaftes und in manchen Fällen sogar verheerendes Therapieziel dar. Unangenehme Emotionen und unlustvolle Selbstzustände haben, wenn sie durch Sprache und Bedeutung (z.B. ein therapeutisches Narrativ) entsprechend eingerahmt werden, eine grundsätzliche Steuerungsfunktion und bieten eine wichtige Orientierung für unseren alltäglichen Lebensvollzug. Am Ende einer erfolgreichen Analyse empfindet der Patient vielleicht immer noch seelischen Schmerz; dessen Form hat sich aber fundamental gewandelt, sodass Leid nun im umfassenden Sinne ertragen werden kann, auch weil sich die Persönlichkeit des Patienten verändert und weiterentwickelt hat. *Schmerzen empfinden* und *Leiden ertragen* sind nach Bion kategorial verschiedene Arten des Erlebens. Zu Ersterem ist auch ein Säugling fähig sowie überhaupt alle Lebewesen, die über einigermaßen differenzierte Nervensysteme verfügen. Das Ertragen von Leid hingegen bezeichnet eine reifere Form der Verarbeitung und impliziert nicht passives oder stoisches Aushalten oder masochistisches Dulden, sondern verweist auf die Möglichkeit eines direkten regulierenden Eingreifens (z. B. sich bei Angst selbst zu beruhigen), eines produktiven Umwandelns und auf die Befähigung aktiv zu Veränderungen im eigenen Leben beizutragen (z. B. pathologische Beziehungen aufzulösen, einen »krankmachenden« Arbeitsplatz zu verlassen, mit einem Verlust umgehen zu lernen, neue Beziehungen einzugehen etc.).

Brown (2012) betont, wie stark das Konzept vom Container durch Bions traumatische Erfahrungen als Soldat im Ersten Weltkrieg inspiriert ist. Diese Theorie ist aus dem Geiste größten Leids geboren worden und ist zugleich das Ergebnis der Verarbeitung dieses Leidens. An manchen Stellen seiner Texte verwendet Bion den Begriff Containment metaphorisch in seiner militärischen Bedeutung, das heißt im Sinne der Eindämmung, Einkapselung oder Einhegung feindlicher Kräfte. Seine Memoiren über die Schlacht von Amiens (Nordfrankreich 1918), in der er als Panzerkommandant ein brutales Gemetzel mit ansehen musste, entstehen etwa zeitgleich mit den ersten Entwürfen zu Container-Contained, die Ende der 1950er Jahre in ein Denktagebuch notiert werden. In seinen Kriegserinnerungen reflektiert Bion seinen mentalen Zustand bei der Schlacht und spricht von sich selbst in der dritten Person: »Bion felt sick. He wanted to think … He tried to think … He tried to think« (Bion, 1997c, zit. n. Brown, 2012, S. 1193). In diesem Stakkato drückt sich das bedrohliche Gefühl aus, ein zersplittertes inneres Objekt in sich zu tragen, das sich im erlebten Moment jedem Verstehen entzieht und das einen mit heftigen Affekten zu überwältigen droht – ein Zustand den Bion bei der Psychoanalyse schwer gestörter Patienten in seiner Gegenübertragung wiedererlebt und in der Folge analog versteht. Dieses »innere Objekt« entspricht einem unverdaubaren Amalgam aus affektiven Eindrücken und sinnliche Reizen (Überreizungen) einer traumatogenen Situation, die in die Psyche eindringen, wie Projektile in den Körper, und deren Verarbeitungskapazität bei Weitem übersteigt. Demgegenüber kann man, so Brown, den Container wie ein *protektives Schild* verstehen, das aus »guten« inneren Objekten gebildet ist, die ihrerseits das Ergebnis der Verinnerlichung gelungener Beziehungen sind. Als psychische Struktur kann dieses Schild die zersplitterten Teile integrieren und dadurch verdaubar, träumbar und denkbar machen. (Mit dem Einfluss von Bions Kriegstraumata auf seine Theorie habe ich mich in einem eigenen Aufsatz befasst; vgl. Crepaldi, 2018.)

Diese pathozentrische (leidenszentrierte) Weltanschauung Bions wurde aber schon lange vor seinen Erfahrungen als Soldat geprägt. Kindheit beschreibt er in privaten Aufzeichnungen als eine düstere Phase, in der man hauptsächlich von bösen Geistern heimgesucht wird, in der man aber noch keine seelische Kraft oder psychische »Hornhaut« besitzt, um damit umzugehen. Wie andere ihre Kindheit als »glücklich« erleben können, sei ihm deshalb, wie er an einer Stelle sagt, völlig schleierhaft (vgl. ebd., S. 1195).

Keinesfalls geht es Bion darum, aus verbrämten religiösen Motiven, Martyrien zu rechtfertigen. Wenn er in der Leidensfähigkeit das Herzstück seiner psychoanalytischen Arbeit ausmacht, lässt sich dahinter eher eine Ethik herausschälen, die von Schopenhauer, über Kierkegaard und Heidegger, direkt zu Freud führt und in der Endlichkeit, Verfall und Sterblichkeit ins Zentrum eines nicht-idealistischen Menschenbildes rücken. Formeln wie »Alles Leben ist Leiden« oder »Dasein zum Tode« brachten diese existenzielle Grundstimmung in der Philosophie zum Ausdruck. Bion ist aber weniger pessimistisch, als es hier anklingen mag, ist er doch ebenso ein Denker, der *Entwicklung* betont, die prinzipiell bis zum Tode möglich ist. In einem Seminar am Ende der 1970er Jahre, kurz vor seinem eigenen Krebstod, vertritt er die radikale Auffassung, dass die Psychoanalyse auch Patienten mit sogenannten »terminalen« Krebserkrankungen unter dem Aspekt von Entwicklung begegnen muss anstatt mit »Begräbnisvorbereitungen« befasst zu sein (vgl. Bion, 2007b). Sein Motto könnte daher ebenso lauten: Alles Leben ist Entwicklung! Aber die Grundbedingung jeder seelischen (emotionalen, kognitiven, geistigen, spirituellen) Entwicklung ist wiederum *das Austragen von Leid*, bis es Sprache werden kann. Von hier aus ist es nicht mehr weit zu Theodor W. Adornos Diktum, wonach das Bedürfnis, »Leiden beredt werden zu lassen«, die »Bedingung aller Wahrheit« (Adorno, 1975, S. 29) ist, und »Wahrheit« – wir setzen den Satz Adornos in Bions Worten fort –»scheint aber für die psychische Gesundheit unentbehrlich zu sein«. Die Auswirkung eines Fehlens von Wahrheit »entspricht der Auswirkung körperlichen Verhungerns auf die körperliche Verfassung« (Bion, 1992b, S. 107). Fazit: Wer nicht leidensfähig ist, der ist auch nicht »wahrheitsfähig«, und ohne Wahrheit – die nichts anderes als »eloquentes Leid« ist – verkümmert die Seele.

Literatur

Adorno, T.W. (1975). *Negative Dialektik*. Frankfurt a.M.: Suhrkamp.

Ahlheim, H. (2011). Psychoanalytische Elternberatung. In H. Schnoor (Hrsg.), *Psychodynamische Beratung* (S. 77–87). Göttingen: Vandenhoeck & Ruprecht.

Ainsworth, M.D. (2003). Feinfühligkeit versus Unfeinfühligkeit gegenüber den Mitteilungen des Babys. In K.E. Grossmann & K. Grossmann (Hrsg.), *Bindung und menschliche Entwicklung* (S. 414–421). Stuttgart: Klett-Cotta).

Altmeyer, M. (2011). Die zeitgenössische Psychoanalyse zwischen Fundamentalismus und Moderne. In P. Diederichs, J. Frommer & F. Wellendorf (Hrsg.), *Äußere und innere Realität. Theorie und Behandlungstechnik der Psychoanalyse im Wandel* (S. 145–161). Stuttgart: Klett-Cotta.

Arbeitskreis OPD (2009). *Operationalisierte Psychodynamische Diagnostik OPD-2. Das Manual für Diagnostik und Therapieplanung*. Bern: Huber.

Beland, H. (2001). Vorwort zur 3. Auflage. In W.R. Bion, *Erfahrungen in Gruppen* (S. I–VIII). Stuttgart: Klett-Cotta.

Bettighofer, S. (1994). *Übertragung und Gegenübertragung im therapeutischen Prozess*. Stuttgart: Kohlhammer.

Bion, W.R. (1992a [1963]). *Elemente der Psychoanalyse*. Frankfurt a.M.: Suhrkamp.

Bion, W.R. (1992b [1961]). *Lernen durch Erfahrung*. Frankfurt a.M.: Suhrkamp.

Bion, W.R. (1997a). *Taming Wild Thoughts*. London: Karnac.

Bion, W.R. (1997b [1965]). *Transformationen*. Frankfurt a.M.: Suhrkamp.

Bion, W. R. (1997c). *War Memoirs 1917–1919*. London: Karnac.

Bion, W.R. (2001 [1961]). *Erfahrungen in Gruppen*. Suttgart: Klett-Cotta.

Bion, W.R. (2006 [1970]). *Aufmerksamkeit und Deutung*. Tübingen: edition diskord.

Bion, W.R. (2007a [1985]). *Die italienischen Seminare*. Tübingen: edition diskord.

Bion, W.R. (2007b [1987]). *Die Tavistock-Seminare*. Tübingen: edition diskord.

Bion, W.R. (2009 [1977]). *Raster und Zäsur*. Tübingen: edition diskord.

Bion, W.R. (2013 [1967]). *Frühe Vorträge und Schriften mit einem kritischen Kommentar: »Second Thoughts«*. Tübingen: edition diskord.

Birksted-Breen, D. (2016). Bi-ocularity, the functioning mind of the psychoanalyst. *Int J Psychoanal, 97*, 25–40.

Bittner, G. (1972). *Psychoanalyse und soziale Erziehung*. München: Juventa.

Bléandonu, G. (2008). *Wilfred R. Bion: Leben und Werk*. Tübingen: edition diskord.

Bohleber, W. (2013). Der psychoanalytische Begriff des Unbewussten und seine Entwicklung. *Psyche – Z Psychoanal, 67*, 804–814.

Bohleber, W., Fonagy, P., Jiménez, J.P., Scarfone, D., Varvin, S. & Zysman, S. (2013). Für einen besseren Umgang mit psychoanalytischen Konzepten, modellhaft illustriert am Konzept »Enactment«. *Psyche – Z Psychoanal, 67*, 1212–1250.

Bowlby, J. (2006). *Bindung*. München: Ernst Reinhardt Verlag.

Brown, L.J. (2012). Bion's discovery of alpha function: Thinking under fire on the battlefield and in the consulting room. *Int J Psychoanal, 93*, 1191–1214.

Cartwright, D. (2010). *Containing States of Mind. Exploring Bion's »Container Model« in Psychoanalytic Psychotherapy*. London: Routledge.

Crepaldi, G. (2008). Über die Grenze des Sagbaren. Die Genese des Denkens aus emotionaler Erfahrung in der Psychoanalyse Bions. In T. Gimesi & W. Hanselitsch (Hrsg.), *Über die Grenze* (S. 1–22). Wien: Lit-Verlag.

Crepaldi, G. (2009). »O« – Origin – Ursprung. Zur Konzeption der »letzten Realität« im Denken Bions in Anlehnung an Kants »Ding an sich«. In T. Gimesi & W. Hanselitsch (Hrsg.), *Ursprünge und Anfänge* (S. 1–20). Wien: Lit-Verlag.

Crepaldi, G. (2011). Gewalt als Gruppenphänomen. Eine psychoanalytische Sitzung mit Kleists ›Das Erdbeben in Chili‹. In ders., A. Kriwak & T. Pröll (Hrsg.). *Kleist zur Gewalt. Transdisziplinäre Perspektiven* (S. 63–90). Innsbruck: innsbruck university press.

Crepaldi, G. (2013). Bion und Kant. Psychoanalytisch-philosophische Überlegungen zu »O« als »Ding an sich«. *Psyche – Z Psychoanal, 67*, 432–457.

Crepaldi, G. (2018). Inter-Psychische Realität im Kriegszustand. Kommunikationsvernichtung durch malignes Containing. *Trauma – Zeitschrift für Psychotraumatologie und ihre Anwendungen, 16*, 16–26.

Dahl, G. (2001). Primärer Narzißmus und inneres Objekt. Zum Schicksal einer Kontroverse. *Psyche – Z Psychoanal, 55*, 577–611.

Engel, U., Gast, L. & Gutmann, J.B. (2000). *Bion. Aspekte der Rezeption in Deutschland*. Tübingen: edition diskord.

Ermann, M. (2009). *Psychoanalyse in den Jahren nach Freud: Entwicklungen 1940–1975*. Stuttgart: Kohlhammer.

Ferro, A. (2014). Unrepräsentierte psychische Zustände und das Generieren von Bedeutung. *Psyche – Z Psychoanal, 68*, 820–839.

Figdor, H. (2001). Wissenschaftstheoretische Grundlagen der Psychoanalytischen Pädagogik. In ders. & M. Muck (Hrsg.), *Grundlagen der psychoanalytischen Pädagogik* (S. 63–99). Gießen: Psychosozial-Verlag.

Finger-Trescher, U. (2011). Beratungsqualität und Leitungsqualität in psychosozialen Beratungseinrichtugen. In H. Schnoor (Hrsg.), *Psycho-*

dynamische Beratung (S. 179–198). Göttingen: Vandenhoeck & Ruprecht.

Fonagy, P. & Campbell, C. (2017). Böses Blut – ein Rückblick: Bindung und Psychoanalyse. *Psyche – Z Psychoanal, 71*, 275–305.

Fonagy, P. & Target, M. (2007). *Psychoanalyse und die Psychopathologie der Entwicklung*. Stuttgart: Klett-Cotta.

Fonagy, P., Gergely, G., Jurist, E. L. & Target, M. (2002). *Affektregulierung, Mentalisierung und die Entwicklung des Selbst*. Stuttgart: Klett-Cotta.

Freud, S. (1900a). *Die Traumdeutung. GW II/III*. Frankfurt a. M.: Fischer.

Freud, S. (1905d). *Drei Abhandlungen zur Sexualtheorie*. GW V (S. 27, 33–145). Frankfurt a. M.: Fischer.

Freud, S. (1911b). Formulierungen über zwei Prinzipien des psychischen Geschehens. GW VIII (S. 230–238). Frankfurt a. M.: Fischer.

Freud, S. (1915c). Triebe und Triebschicksale. GW X (S. 210–232). Frankfurt a. M.: Fischer.

Freud, S. (1923b). *Das Ich und das Es*. GW XIII (S. 237–289). Frankfurt a. M.: Fischer.

Freud, S. (1930a). *Das Unbehagen in der Kultur*. GW XIV (S. 419–505). Frankfurt a. M.: Fischer.

Freud, S. (1933b). Warum Krieg? Brief an Albert Einstein. GW XVI (S. 13–27). Frankfurt a. M.: Fischer.

Gareis, R. & Stummer, M. (2006). *Prozesse & Projekte*. Wien: Manz.

Gershon, M. (2001). *Der kluge Bauch – Die Entdeckung des zweiten Gehirns*. München: Goldmann.

Giernalczyk, T., Lohmer, M. & Albrecht, C. (2013). Containment im Coaching. *Organisationsberat Superv Coach, 20*, 425–435.

Greenson, R. (1970). Die Sonderstellung des Traums in der psychoanalytischen Praxis. In ders., *Psychoanalytische Erkundungen* (S. 336–363). Stuttgart: Klett-Cotta.

Greve, N. (2013). Reframing. In W. Senf, M. Broda & B. Wilms (Hrsg.), *Techniken der Psychotherapie: Ein methodenübergreifendes Kompendium* (S. 101–103). Stuttgart: Thieme.

Grieser, J. (2015). *Triangulierung*. Gießen: Psychosozial-Verlag.

Grossmann, P. & Reddemann, L. (2016). Achtsamkeit Wahrnehmen ohne Urteilen – oder ein Weg, Ethik in der Psychotherapie zu verkörpern? *Psychotherapeut, 61*, 222–228.

Grotsein, J. S. (1979). Who is the dreamer who dreams the dream and who is the dreamer who understands it – a psychoanalytic inquiry into the ultimate nature of being. *Contemporary Psychoanalysis, 15*, 110–169.

Gstach, J & Sieber-Mayr, B. (2001). Anna stört – Zum Umgang mit auffälligem Verhalten am Beispiel eines achtjährigen Schuldmädchens. In ders. & M. Muck (Hrsg.), *Grundlagen der psychoanalytischen Pädagogik* (S. 293–305). Gießen: Psychosozial-Verlag.

Haubl, R. (2011). Latenzschutz und Veränderungswiderstand. Grundfragen psychodynamisch-systemischer Organisationsberatung. In H. Schnoor (Hrsg.), *Psychodynamische Beratung* (S. 197–211). Göttingen: Vandenhoeck & Ruprecht.

Hédervári-Heller, E. (2014). Bindung und Bindungsstörungen. In M. Cierpka (Hrsg.), *Frühe Kindheit 0–3 Jahre* (S. 57–67). Heidelberg: Springer-Verlag.

Hirsch, M. (2010). Körperdissoziation als Traumafolge. *Psyche – Z Psychoanal, 64*, 193–211.

Holmes, J. (2017). Reverie-informed research interviewing. *Int J Psychoanal, 98*, 709–728.

Klein, M. (2006). *Das Seelenleben des Kleinkindes*. Stuttgart: Klett-Cotta.

Kleist, H. v. (2001). *Sämtliche Werke und Briefe*. München: Dtv.

Körner, J. (2011a). Deutungen. *Psychotherapeut, 56*, 110–117.

Körner, J. (2011b). Psychodynamische Beratung zwischen analytischer Psychotherapie und Pädagogik. In H. Schnoor (Hrsg.), *Psychodynamische Beratung* (S. 37–50). Göttingen: Vandenhoeck & Ruprecht.

Krejci, E. (1992a). Vorwort. In W. R. Bion (1992a), *Elemente der Psychoanalyse* (S. 7–25). Frankfurt a. M.: Suhrkamp.

Krejci, E. (1992b). Vorwort. In W. R. Bion (1992b), *Lernen durch Erfahrung* (S. 9–35). Frankfurt a. M.: Suhrkamp.

Krejci, E. (2015). *Vertiefung in die Oberfläche*. Gießen: Psychosozial-Verlag.

Küchenhoff, J. & Agarwalla, P. (2002). *Körperbild und Persönlichkeit. Die klinische Evaluation des Körpererlebens mit der Körperbild-Liste*. Heidelberg: Springer-Verlag.

Laplance, J. (1974). *Leben und Tod in der Psychoanalyse*. Freiburg i. Br.: Walter-Verlag.

Laplanche, J. & Pontalis, J. (1973). *Das Vokabular der Psychoanalyse*. Frankfurt a. M.: Suhrkamp.

Lazar, R. A. (2008). Container – Contained. In W. Mertens & B. Waldvogel (Hrsg.), *Handbuch psychoanalytischer Grundbegriffe* (S. 118–122). Stuttgart: Kohlhammer.

Leuschner, W. (2008). Traum. In W. Mertens & B. Waldvogel (Hrsg.), *Handbuch psychoanalytischer Grundbegriffe* (S. 761–767). Stuttgart: Kohlhammer.

Lohmer, M. & Möller, H. (2014). *Psychoanalyse in Organisationen: Einführung in die psychodynamische Organisationsberatung*. Stuttgart: Kohlhammer.

Maas, D. (2010). Psychoanalytische Pädagogik in der Frühförderung. In H. Hopf & E. Heinemann (Hrsg.), *Psychoanalytische Pädagogik: Theorien, Methoden, Fallbeispiele* (S. 78–92). Stuttgart: Kohlhammer.

Maier, C. (2008). Urszene. In W. Mertens & B. Waldvogel (Hrsg.), *Handbuch psychoanalytischer Grundbegriffe* (S. 816–818). Stuttgart: Kohlhammer.

Meltzer, D. (2009). Dream-life: A Re-examination of the Psychoanalytic Theory and Technique. London: Karnac.

Moser, G. (2006). Psychosomatik der Darmerkrankungen. *Psychosom Med Psychother, 52*, 112–126.

Müller-Pozzi, H. (2002). *Psychoanalytisches Denken*. Bern: Verlag Hans Huber.

Niedecken, D. Hrsg. (2008). *Szene und Containment. Wilfred Bion und Alfred Lorenzer. Ein fiktiver Dialog*. Marburg: Tectum.

Nissen, B. (2014). Autistoide Organisationen. *Jahrbuch der Psychoanalyse, 68*, 71–88.

Ogden, T. (2004a). On holding an containing, being and dreaming. *Int J Psychoanal, 85*, 1349–1364.

Ogden, T. (2004b). The Analytic Third: Implications for psychoanalytic theory and technique. *Psychoanal Q, 73*, 167–95.

Pedersen, S.H., Poulsen, S. & Lunn, S. (2014). Affect regulation: Holding, containing and mirroring. *Int J Psychoanal, 95*, 843–864.

Poscheschnik, G. (2009). Empirische Forschung in der Psychoanalyse – Vorbehalte und Vorteile. *Psyche – Z Psychoanal, 63*, 333–366.

Reich, G. (2008). Projektive Identifizierung. In W. Mertens & B. Waldvogel (Hrsg.), *Handbuch psychoanalytischer Grundbegriffe* (S. 600–603). Stuttgart: Kohlhammer.

Rolling Stone (2015). Noel Gallagher on Loving »Seinfeld«, Hating Most Everything Else. URL: http://www.rollingstone.com/music/features/noel-gallagher-on-loving-seinfeld-hating-most-everything-else-20150227 (26.07.2017).

Rothbart, S. (2017). »Uncertainty clouds«. Wilfred R. Bions psychoanalytische Ästhetik als Poetik der Unsicherheit. *Psyche – Z Psychoanal, 71*, 189–213.

Sandler, P.C. (2005). The Language of Bion: A Dictionary of Concepts. London: Karnac.

Schultz-Venrath, U. (2013). *Lehrbuch Mentalisieren*. Stuttgart: Klett-Cotta.

Simpkins, C.A. & Simpkins, A.M. (2013). *Neuroscience for Clinicians Evidence, Models, and Practice*. New York: Springer.

Stern, D. (2003). Die Lebenserfahrung des Säuglings. Stuttgart: Klett-Cotta.

Stevenson-Hinde, J. (1990). Attachment within family systems: An overview. *Infant Mental Health Journal, 11*, 218–227.

Taubner, S. & Wolter, S. (2016). Mentalisierung, Affektregulation, Empathie. In G. Poscheschnik & B. Traxl: *Handbuch Psychoanalytische Entwicklungswissenschaft* (S. 147–170). Gießen: Psychosozial-Verlag.

Taylor, D. (2011). Commentary on Vermote's »On the value of ›late Bion‹ to analytic theory and practice«. *Int J Psychoanal, 92*, 1099–1112.

Trescher, H.G. (2001). Handlungstheoretische Aspekte der Psychoanalytischen Pädagogik. In ders. & M. Muck (Hrsg.), *Grundlagen der psychoanalytischen Pädagogik* (S. 167–203). Gießen: Psychosozial-Verlag.

Vermote, R. (2011). On the value of »late Bion« to analytic theory and practice. *Int J Psychoanal, 92*, 1089–1098.

Wellendorf, F. (1999). Jenseits der Empathie. *Forum Psychoanal, 15*, 9–24.

Wiedemann, W. (2007). *Wilfred Bion. Biografie, Theorie und klinische Praxis des »Mystikers der Psychoanalyse«*. Gießen: Psychosozial-Verlag.

Winnicott, D.W. (1998). *Die menschliche Natur*. Stuttgart: Klett-Cotta.

Wittgenstein, L. (1984). *Werkausgabe, Band 1: Tractatus logico-philosophicus / Tagebücher 1914–1916 / Philosophische Untersuchungen*. Frankfurt a.M. (Suhrkamp).

Zaboura, N. (2009). *Das empathische Gehirn. Spiegelneurone als Grundlage menschlicher Kommunikation*. Wiesbaden: VS Verlag.

Zwiebel, R. & Weischede, G. (2015). *Buddha und Freud – Präsenz und Einsicht. Über buddhistisches und psychoanalytisches Denken*. Göttingen: Vandenhoeck & Ruprecht.

Psychosozial-Verlag

Joachim Küchenhoff

Depression

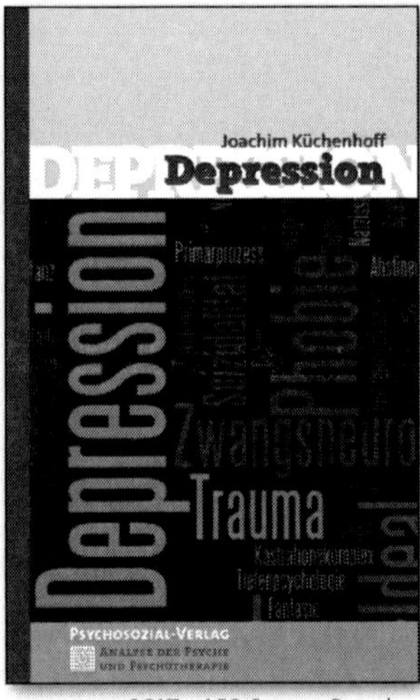

2017 · 150 Seiten · Broschur
ISBN 978-3-8379-2705-4

Weltweit leiden etwa 350 Millionen Menschen an einer Depression. Eine gelingende Psychotherapie kann Abhilfe leisten.

Das vorliegende Buch soll dabei helfen, depressiv erlebende Menschen zu verstehen und sie therapeutisch zu unterstützen. Joachim Küchenhoff stellt die wegweisenden psychoanalytisch orientierten Konzepte der Depression von den Anfängen bis heute vor, um im Anschluss eine innovative Typologie depressiver Störungen zu entwickeln: Ausgehend von der These, dass das depressive Erleben mit der Angst vor Beziehungsverlust verbunden ist, werden die Bedingungen der Depression und die spezifischen Ängste depressiver PatientInnen untersucht, um die Grundangst vor Trennung nach ihren psychodynamischen Ursachen zu differenzieren. So lassen sich verschiedene Konstellationen unterscheiden, an denen sich die psychodynamische, aber auch die methodenübergreifende Behandlung der Depression orientieren können.

Anhand praktischer Fallbeispiele werden die therapeutischen Konzepte und Behandlungsempfehlungen verdeutlicht. Am Ende wird eine psychoanalytische Langzeittherapie mit einer depressiv erlebenden Patientin vorgestellt.

Walltorstr. 10 · 35390 Gießen · Tel. 0641-969978-18 · Fax 0641-969978-19
bestellung@psychosozial-verlag.de · www.psychosozial-verlag.de